U0136403

# 養生茶療

中醫大師教你

## 喝出平衡體質，
## 防病祛病又養生

中國中醫科學院主任醫師
陸志正◎著

# 序

　　路志正先生是當代中醫大家，從醫70餘年，熟知醫典，臨床經驗甚豐，不僅精通內科，外、婦、兒及針灸方面亦頗有造詣。

　　路老特別重視脾胃的調攝，認為脾胃為後天之本，氣血生化之源，人以胃氣為本，故治病注重調理脾胃，而飲食失調是損傷脾胃的關鍵，所以十分注重食療養生保健。在診療中問診必究脾胃，治病必護脾胃，疑難重證亦多徑取脾胃。

　　路老對於濕證有獨到的見解，承前人理論和治驗，博覽諸家，潛心研究濕病數十年，認為濕病害人最廣，提出「百病皆有濕作祟」「濕邪不獨南方，北方亦多濕病」的新論點，為當代濕病研究和診治提供了寶貴經驗。

　　醫者仁心，路志正先生不僅醫術精湛、治學嚴謹，耄耋之年，仍孜孜不倦，出版了《無病到天年：調理脾胃治百病真法》，得到廣大讀者的一致好評，今又有《無病到天年2：大病預防先除濕》《養生茶療》《養生湯療》《養生粥療》幾冊書陸續出版。

　　這幾本書，文字深入淺出、通俗易懂，既包含了先生身體力行的養生心得與體會，也是對中醫理念的通俗解釋，對普通讀者瞭解中醫、養生防病會有所幫助和啟迪。

　　深感於路老拯黎元於仁壽、濟世脫難的仁者愛人之心，故欣然作序，推薦給廣大讀者。

國家中醫藥管理局局長　王國強

2016.7.8

# 目錄

## 第七章

# 男女疾病，喝茶調養安全又方便

• 第八章 •

## 慢性病要養，常喝茶就有效

# 養護脾胃三杯茶

蘇軾《游諸佛舍》詩中有兩句非常著名：「何須魏帝一丸藥，且進盧全七碗茶。」這句詩什麼意思呢？意思是若想要身體健康，沒必要學魏文帝那樣煉靈丹、吃妙藥，還不如學盧全多喝幾碗茶。（全音同）

喝茶是一種非常實用的養生手段，至於怎麼喝，也是大有學問。我們主張每人應結合自己的體質、生活情況，選用不同品種茶葉飲用，我近天年，自己平時的喝茶方法就是每天必喝三杯，而且早中晚喝不同的茶，其中蘊含的就是調理脾胃的養生理念。

## 上午喝綠茶，益氣升陽，心神俱旺

一天之計在於晨，陽氣經過一個晚上的濡養，到了上午重新煥發活力，充實四肢百骸，讓身體和大腦做好了新的一天學習和工作的準備。

綠茶是一種不發酵茶，色潤香清，令人心曠神怡，屬於茶中之陽。綠茶較多地保留了鮮葉內的天然物質，維生素損失也較少，因此能幫助脾胃運化水穀精微，輸布於周身，使主神明的心與元神之府的腦得到滋養，進而從五臟的功能活動中具體體現出來，人才能保持整個上午精力旺盛。

正如《黃帝內經》所說：「五味入口，藏於腸胃，味有所藏，以養五氣，氣和而生，津液相成，神乃自生。」說明飲食之物化生的氣血津液，是產生「神」的物質基礎，也就是人們經常說的提神醒腦作用。

## 下午喝烏龍茶，健脾消食，保持運化

午後陽氣漸弱，陰氣漸升，脾胃功能較上午有所減弱。中國的飲食文化是「早吃好，午吃飽，晚吃少」，因此中午的飲食中很多油膩的食物，容易滋膩礙胃，進而造成脾胃功能減弱。

喝茶去肥消滯的功效自古就備受推崇，古人認為茶葉能夠消解脂肪，長期喝茶能讓人變瘦。烏龍茶屬於半發酵茶，茶中的主要成分為單寧酸，經證實與脂肪的代謝有密切的關系，而且實驗結果也證明，烏龍茶能夠刺激胰臟脂肪分解酵素的活性，減少糖類和脂肪類食物的吸收，促進脂肪燃燒，降低血液中的膽固醇含量，尤其能夠減少腹部脂肪的堆積。

下午喝烏龍茶，能夠幫助脾胃消化，保持腐熟和運化功能的高效運轉。而脾胃健運是防病治病、養生長壽的必要條件。

## 晚上喝普洱茶，護胃養胃，安定心神

晚上陽氣收斂，入于陰中。在一天的勞動之後，人體的氣機下降，需要頤養脾胃、安養心神，為第二天的勞動養精蓄銳。中醫認為「胃不和則臥不安」，脾胃調和，心神才能安定。普洱茶（熟普）是經過人工速成發酵後再加工而成的，黏稠、甘滑、醇厚，進入腸胃後能在胃的表層形成一層保護膜，對胃產生有益的保護作用。長期飲用普洱茶可以起到護胃、養胃的作用。

在適宜的濃度下，飲用平和的普洱茶對腸胃不會產生刺激作用。熟普中的咖啡因經多年陳放發酵，作用減弱，所以喝後不會令人興奮，反而可使人能夠安然入睡。而普洱茶又有補氣固精的作用，熱飲不僅讓

腸胃舒適，還可治療尿頻。

　　天有五行，人有五臟，茶也分五色。瞭解了茶性，就能根據天時、地域、人的體質來選擇適合自己的茶。例如脾陽虛的人著涼了，就可以喝點薑茶；女性脾氣比較急躁的，也可以喝點兒玫瑰花茶或者佛手花茶；有熱的話，也可以喝點菊花茶。

　　茶味苦而回味甘，性淡而香醇，正是一種人生境界的反映。而茶葉對人體健康的益處，也並非只是補充人體所需的營養物質。喝茶時要保持心胸開闊，緩緩享受品茗的樂趣，既品嘗出其醇厚之味，又能使人心曠神怡、開胃進食，茶的色、香、味、形都能對人的身體和心靈產生雙重滋養。

　　魯迅先生曾寫過一篇雜文《喝茶》，其中寫道：「喝好茶，是要用蓋碗的，於是用蓋碗。果然，泡了之後，色清而味甘，微香而小苦，確是好茶葉。但這是須在靜坐無為的時候的，當我正寫著《吃教》的中途，拉來一喝，那好味道竟又不知不覺的滑過去，像喝著粗茶一樣。」

　　喝茶是享受「清福」，魯迅先生這篇文章的本意是反對文人們悲秋賦愁，坐享清福。不過其中的「靜坐無為」確是寫出了喝茶心態的精髓。我們在工作或者苦讀之餘，不妨抽出一點兒時間，靜坐無為，滌蕩心神，悠然品茗。如果只是把茶當作解渴提神之用，一邊工作一邊喝茶，效果就差了三分。

　　喝茶還須精選茶具。飲不同的茶，最好用不同的茶具沖泡。綠茶宜用透明玻璃杯，應無色、無花、無蓋，或用白瓷、青瓷、青花瓷無蓋杯；烏龍茶最好用紫砂壺杯具，或白瓷壺杯具；普洱茶適合用紫砂、白瓷、蓋杯、蓋碗等。將茶湯倒入茶杯中，每次少量慢慢地喝茶。鑒色，聞香，品味，觀形，淡淡的茶味、茶香，可使人心曠神怡，上下氣機通

暢，使人心神寧靜，思慮盡忘。這種心境，對健康是十分有益的。

養生小常識

**單位換算**

本書所用茶葉、藥材重量為克（公克），換算如下：

一斤 = 16 兩 = 600 克（公克）

一兩 = 十錢 = 37.5 克

一錢 = 十分 = 3.75克

1 克 = 0.0267 兩

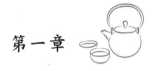

# 第一章

# 茶能養心，更能防病祛病

很多人都知道喝茶能讓我們放鬆身心，產生修身養性、淡泊情志的作用。其實，茶還能具有祛病療疾的作用，因為茶一開始就是作為一種藥物存在的，所以養生保健才是茶的「初心」。

我們今天獲取茶的途徑已非古人所能企及，好好利用茶，養心養生，何樂而不為呢？

# 茶是飲品，也是良藥

茶不但是我國的傳統飲料，也是治病的良藥。茶的發現最早是從藥用開始的。戰國時期的《神農本草經》記載：「神農嘗百草，日遇七十二毒，得茶而解之」。這裡的「茶」指的就是古代的茶，大意是說，在上古時代，傳說中的神農氏（炎帝）親口嘗百草，以發現為人類治病的植物，竟然一天之內多次中毒。但由於服用茶葉而得救。

這雖然是傳說，但由此可知，人類利用茶葉可能是從藥用開始的。這也說明了中醫之先有茶後有藥的歷史，所以後世多以茶飲治療百病。李時珍的《本草綱目》則更詳細地總結了茶的藥理作用，說：「茶苦而寒，最能降火，火為百病，火降則上清矣。溫飲則火因寒氣而下降，熱飲則茶借火氣而上升散，又兼解酒之功能也。」

由於茶具有方便飲用的特點，中醫往往把藥當茶飲，藥茶成為一種別具特色的中藥劑型，也形成了以茶為主的治療方法，也就是茶療。

中醫茶療是將單味或多味中草藥代茶沖泡，煎煮飲用以治療疾病的方法。在輔助治療疾病、預防保健中發揮著重要作用。我們翻閱清宮醫案，可以看到很多醫案中，就有太醫為皇帝及太后看病時，除使用中藥湯劑外，還會多開出一個藥茶方供日常保健飲用，可見，藥茶在清代已廣泛應用。

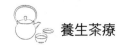 

# 常喝茶者得長壽

最早的時候，茶是因為藥用價值而被人們發現的，並且作為藥茶而用於治療疾病，所以茶在人們心中有著不一樣的地位。將「茶」字拆開，草字頭代表二十，中間的人字可拆作八字看，加上下邊的一橫一豎是「八十」，一撇一捺又是一個八，加在一起就是 108。108 歲也因此有了一個雅稱——「茶壽」。古人將「茶」與「壽」結合起來喻長壽，足以表明人們對茶有延年益壽之功的認識。

的確如此，但凡喝茶者，往往能夠得到高壽，歷史和現實中這樣的例子比比皆是。

《舊唐書•宣宗紀》中記載，唐宣宗時期，洛陽來了一位 130 多歲的僧人，宣宗問他：「服何藥如此長壽？」高僧回答說：「貧僧素不知藥，只是好飲香茗，至處唯茶是求。」

「茶聖」陸羽一生嗜茶成癖，常「茶灶筆床猶自隨」，無論是生活還是作詩寫詞，都離不開茶。他經常一壺好茶做伴，品茗寫詩，留下千古佳話。而陸遊也活到了 85 歲的高齡。

明代宰相陸樹聲雖然一生際遇坎坷，但愛茶至深、深諳茶道，享年97歲。

「當代茶聖」吳覺農以茶養生，90 多歲高齡仍然思維敏捷、身體健朗。

自稱喝茶長壽「活標本」的張天福老人，生於 1910 年，年過百歲仍然精神矍鑠。

　　喝茶能長壽，首先在於茶的藥用價值。前面我們講到李時珍的《本草綱目》對茶的功效有詳細的說明，他認為火毒是百病之源，而茶能清熱解毒、清心除煩，促進肝膽排毒、和胃養肝、清肝明目。人的身體就是一個小天地，由五臟六腑、三焦經絡組合而成，只有五臟和諧、經絡暢通，才能健康長久。

　　現代人常飲食油膩、生活作息紊亂，長期如此會導致身體濕熱蘊藉，影響五臟六腑的正常功能和經絡的暢通，而經常喝茶有助於身體代謝，暢通經絡，使五臟和諧、健康長壽。

　　喝茶得長壽，這跟茶的精神功用分不開。唐代著名高僧從諗，人稱「趙州禪師」，活到了 120 歲。曾有人向他請教長壽之道，他笑稱這全賴於「吃茶去」的禪法。「吃茶去」，強調的不僅是「吃茶」，還有「平常心」──不因任何人和事物動氣，不起紛擾，沒事就去吃茶，心思淡泊自然就會健康長壽。

　　《黃帝內經・素問》中說：「恬淡虛無，真氣從之，精神內守，病安從來。」只有保持安靜和諧的心態才可以少得病、不得病，身體健康長壽。而喝茶，茶的味道往往先苦後甜，能給人信念，使人心平氣和。

　　茶本身的藥用功效減緩了人體的衰老，而茶的精神功用則減緩了人心態的衰老。茶通六藝，藝從心發，內外兼修，自然就越活越年輕了。《黃帝內經》所謂「形與神俱，而盡終其天年，度百歲乃去」大抵就是這個意思吧。

養生小常識

### 自由基是衰老的罪魁禍首

　　從現代研究的角度來看，人體之所以會衰老，機體功能出現退化，導致身體罹患疾病，與體內的生命物質被氧化有關，而自由基是產生氧化的罪魁禍首。茶葉中含有多酚類化合物和豐富的維生素 C、維生素 E，這些成分能夠清除自由基，從而使人遠離疾病、延緩衰老。

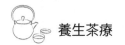 

# 綠茶、紅茶、黃茶……你最適合喝哪一種

我國的茶分為綠茶、紅茶、黃茶、白茶、青茶、黑茶六大類，每一種茶葉的茶性不同，功效也各異，要想通過喝茶預防疾病、養生保健，就必須對每種茶都要有所瞭解。

## 綠茶：營養最豐富的清火「招牌」

綠茶是我國生產歷史最久的茶類，以茶樹最嫩的芽葉殺青、揉撚、乾燥等一系列工序製作而成。綠茶是所有茶類中品種最多的一種，代表茶葉有西湖龍井、洞庭碧螺春、黃山毛峰、廬山雲霧、六安瓜片、蒙頂綠茶、君山銀針、信陽毛尖等。

綠茶在製作過程中未經殺青、發酵，茶葉中的許多成分如茶多酚、維生素等得到了較好的保留，用溫水沖泡後，清湯綠葉，芳香四溢，沁人心脾。

### 保健功效

綠茶性涼，微寒，有助於降火，適合體質偏熱、易上火的人飲用。春天陽氣生髮，容易肝火旺，適量飲用綠茶有助於清肝明目。胃火旺、心火上炎的人多喝綠茶，有助於清熱解毒、清心除煩。

### 適合族群

除未成年人及患病者外，一般人春夏季節都適合飲用綠茶，以下族群尤為適宜：

**辦公室白領**　綠茶中含有的脂多糖具有良好的防輻射功能，經常面對電腦，下班後低頭看手機、平板電腦的辦公室白領每日持續飲用 1~2 杯綠茶，對身體健康非常有益。綠茶還有提神醒腦、消除疲勞的作用，每天下午飲一杯綠茶，有助於你保持良好的精神狀態。

**經常應酬的人**　綠茶具有解毒、清肝的作用，經常應酬喝酒、吸煙的人持續每天飲用 1~2 杯綠茶，可促進身體排毒，保護肝臟。

**三高族群**　綠茶含有較多的茶多酚、胺基酸、維生素 C 等營養成分，這些成分有抗氧化、降血糖、降血壓、降血脂等作用，三高族群適量飲用綠茶，有助於保持身體健康。

# 紅茶：暖胃護心第一茶

我國紅茶的代表有祁門功夫、滇紅功夫、正山小種等。紅茶是全發酵茶，色澤黑褐油潤、香氣濃郁帶甜，因而得名「紅茶」。沖泡後，茶湯紅豔透亮、滋味醇厚鮮甜，口感和香氣都十分獨特。（註：還有台灣的台茶18號紅玉、三峽蜜香紅茶。）

## 保健功效

紅茶性溫，味甘，入脾、胃經，有暖胃祛寒、促進消化、生津利尿、消除疲勞等功效。

## 適用族群

**腸胃不好的人**　紅茶性質溫和，對腸胃有一定的保健作用。對於腸胃不好的人和消化功能比較弱的老年人來説，紅茶是不錯的養胃茶飲。

**年輕女性**　女性因為生理結構的特殊性，體質天生屬陰，容易身體怕冷、手腳冰涼，有的還可能出現痛經，所以保暖祛寒是女性日常保健的要點。紅茶

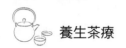 

性質溫和，經常飲用有助於改善體寒。

**中老年人**　中老年人的脾胃一般都不太好，而紅茶有保養脾胃的作用，可經常飲用。另外，紅茶含有較多的抗氧化成分，具有延緩衰老、防癌抗癌的作用，紅茶中的某些成分還有助於提高血管舒張度，有助於預防和改善高血壓、心臟病等。

# 黃茶：人人皆宜的養胃茶飲

黃茶跟綠茶不同，它在加工時多了一道燜堆渥黃的工序，所以黃茶最大的特點是葉底黃，沖泡後的茶湯也呈黃色。比較有名的黃茶有蒙頂黃芽、君山銀針、平陽黃湯等。

### 保健功效

跟綠茶的清涼、紅茶的溫熱相比，黃茶的性質較為平和，普通人幾乎都適合飲用。黃茶具有養脾胃、助消化的功效，經常飲黃茶有助於改善脾胃虛弱導致的消化不良、食欲不振、肥胖等症。

### 適用族群

**肥胖者**　肥胖的人平時多飲黃茶，尤其是溫州黃湯，有助於健脾胃，改善脂肪代謝。

**脾胃失調者**　黃茶有健脾胃、助消化的作用，而且性質溫和，適合各種消化功能有問題的族群飲用。

# 白茶：上火煩躁者的寧心茶飲

白茶因成茶滿披茸毛，色白如銀，故而得名。白茶採用的是最自然的制茶

方法，選用白毫特多的新鮮茶葉，置於通風透光的室內自然萎凋，然後曬乾、烘乾，所以白茶在很大程度上保留了茶鮮葉所含有的營養成分，也具備了其他茶類所沒有的特殊功效。

因茶樹品種、採摘的標準不同，白茶一般分為白毫銀針、白牡丹、貢眉、壽眉 4 大類。

### 保健功效

白茶性涼，具有清熱解毒、降火除煩、醒神明目等功效，對上火引起的牙痛、熱毒所致的炎症以及暑濕感冒等症有良好的緩解作用。「綠茶的陳茶是草，白茶的陳茶是寶」，陳放的白茶還有去邪扶正的功效，經常飲用能幫助人體扶助正氣，提高身體免疫力。在一些白茶的原產地，當地居民自古就以白茶入藥，用來治療牙痛、麻疹、發熱等疾病。

### 適用族群

**三高族群**　白茶中的某些成分能降低血液黏稠度，降低血壓、血脂，預防血栓的發生。陳年白茶尤其適合糖尿病患者飲用。

**經常上火者**　有的人體質偏熱，容易上火，易出現口腔潰瘍、便秘、口臭等症狀，白茶有清熱袪火的功效，適量飲用有助於改善以上症狀。

**壓力大者**　白茶中的茶多酚能鎮定安神，使人放鬆心情、穩定情緒，精神壓力大的人不妨每天堅持飲用 1~2 杯白茶，這對緩解壓力有一定的好處。

## 青茶：生津潤喉防乾燥

青茶也就是人們常說的烏龍茶，安溪鐵觀音、臺灣凍頂烏龍、武夷岩茶、武夷肉桂、永春佛手、大紅袍、鐵羅漢等都屬於烏龍茶。（註：台灣文山包種茶屬於清茶。）

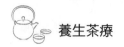 

**保健功效**

　　烏龍茶是半發酵茶，性質介於綠茶和紅茶之間，溫熱適中，不寒不熱，具有生津潤喉、清除體內積熱的功效，非常適宜在氣候乾燥的秋天飲用，可以緩解秋燥。

**適用族群**

　　**肥胖者**　青茶在國外有「健美茶」「苗條茶」的美譽，有一定的助消化、利尿、消脂的作用，適合肥胖的人經常飲用。

　　**三高族群**　青茶含有維生素 E、維生素 C、茶多酚等多種成分，具有不錯的降血壓血脂、抗氧化等功效，適合高脂血症、高血壓、糖尿病等族群飲用。青茶還有抗血栓、抗癌等功效，也是老年人養生養心的首選。

　　**更年期女性**　不少更年期女性容易心煩氣躁，綠茶偏涼、紅茶過於溫補，青茶的性質介於兩者之間，比較平和，具有潤燥除煩、美容養顏等功效，非常適合更年期女性作為調理之用。

# 黑茶：享譽國內外的益壽茶

　　黑茶因成品茶的外觀呈黑色而得名，在我國已有上千年的歷史。最開始的時候，黑茶是邊區少數民族的重要飲品，例如以黑毛茶壓制而成的各種緊壓茶就是藏族、蒙古族和維吾爾族等少數民族日常生活的必需品，在一些地方更有「寧可三日無食，不可一日無茶」之說。

　　黑茶家族中，最出名的就是普洱茶、茯磚茶。這類茶用較粗老的原料，經過發酵、發花等工藝製作而成。黑茶也因為特殊的加工工藝而擁有特殊的藥理功效，尤其是陳年的黑茶，越陳品質越好，功效也更加獨特，甚至能跟靈芝媲美。

## 保健功效

黑茶性質溫和，具有去膩化濕、輕身解毒等功效，對痰濕瘀滯、飲食過度等導致的肥胖、脂肪肝、腹脹、消化不良等有很好的效果。黑茶還有生熱暖胃的功效，冬天寒氣重，常喝黑茶可暖身袪寒，預防寒性腹瀉，改善手腳冰涼等症狀。

## 適用族群

**三高族群** 黑茶可以調節人體內的糖代謝，軟化血管，降低血壓，提高身體免疫力。三高族群適量飲用黑茶，對控制血壓、血脂，穩定血糖是非常有益的。

**肥胖者** 經常飲用黑茶具有促進消化、排毒、消除脂肪的作用，尤其是普洱茶，減肥降脂功效更明顯，被稱為「窈窕茶」「瘦身茶」「消食茶」。

**脾胃不好者** 黑茶有一定的暖胃作用，因為脾胃虛寒而出現腹瀉、腹痛、消化不良、食欲不振等症狀的人適量飲用黑茶，有助於改善症狀。

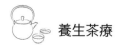

# 喝茶要講究天時、地利、人和

　　古人行軍打仗講究「天時、地利、人和」，喝茶也是如此。茶首先是一味藥，不同的茶性味功效各異，需要根據季節氣候變化、生活的環境、人的體質或病症進行選擇，喝對了才能起到養生治病的效果，否則還有可能傷身。

## ◎根據四時變化找到合適的喝茶方式

　　河南省漯河市的丁富妮老人享年 107 歲，她生前不僅堅持每天喝茶，而且根據季節變化喝不同的茶，如春季喝花茶、夏季喝綠茶、秋季喝清茶、冬季喝紅茶。（漯，因磊）

　　這看似簡單的選擇，其實蘊含了養生之道：春主升，萬物生長，其應在肝，生髮之機易傷肝氣，肝主疏泄，而花茶氣溫芳香，能通經活絡、疏肝解鬱；夏季高溫，人體大量出汗，津液流失，容易心煩急躁、上火中暑，最適合飲綠茶清熱消暑、清新除煩；秋季秋高氣爽，燥氣當令，易傷陰液，飲綠茶太過消泄，飲紅茶又過於溫厚，清茶兼具綠茶、紅茶的特性，能夠消除體內餘熱之邪，又能生津止渴潤燥；冬季天氣寒冷，紅茶醇厚溫補，適量飲用可助消化、暖身體、健體魄。

## ◎同一天，不同的時刻喝不同的茶

　　人一天喝 3 杯茶最合適，而且不同的時間要喝不同的茶，喝對了才能起到保健的作用。上午喝綠茶，益氣升陽，心曠神怡，下午喝烏龍茶，健脾消食，促進消化，晚上喝普洱茶，護胃養胃，安定心神。

## ◎不同地區的人，茶飲也有大不同

中國東西南北地形的差異，造就了當地特有的氣候特點，因此喝茶不僅要考慮天時，還要結合地利。比如南方地區氣候炎熱，出汗多而易傷陰；東南地區大多為海濱城市，人們嗜吃鹹，鹹多可造成血熱；西部地區沙漠、戈壁範圍較廣，氣候相對乾旱、乾燥，這些地方的人大部分時間都適合喝綠茶，因為綠茶能清熱解毒、滋陰潤燥。北方冬季、初春、深秋天氣較冷，適合喝紅茶以暖身強體。

## ◎看人喝茶，你選對茶了嗎

每個人的體質各不相同，找到適合自己的喝茶方式，養生治病才能事半功倍。比如，胃寒的人適合喝紅茶，紅茶性質溫和，可以和胃理氣，提升腸胃活力，如果喝性質寒涼的綠茶，反而會使腸胃不舒服；平時應酬多，飲食肥甘厚味的人，適合飲用未經炒制的磚茶，這類茶含有較多的茶酸、茶鹼，有助於促進身體對肉類的消化；女性心火、肝火較旺的時候適當喝一些綠茶，有助於清心除煩、清肝明目，還可以在綠茶中添加玫瑰花、茉莉花等，有助於疏肝理氣、美容養顏。但在經期、孕期不宜多喝茶，尤其是孕期不宜喝濃茶。

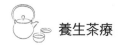
# 喝茶，你要知道這幾個禁忌

茶被視為「萬病之藥」，人們通過喝茶治病養生的歷史由來已久，但飲用不當也會影響健康，正所謂「燙茶傷人，飯後消食，晚茶致不眠，空心茶令人心慌，隔夜茶傷脾胃，過量茶使人消瘦」。因此，日常喝茶尤其是使用藥茶防病養生的人，更要注意喝茶的禁忌。

## ◎喝茶不宜過量

過猶不及，喝茶亦是如此。喝茶過量，不但起不到保健作用，反而會引起失眠、心悸、消化不良、食欲下降、胃寒、腹瀉等不適。

一般健康的成年人，平時又有喝茶習慣的，一日用茶 12 克左右，分 3~4 次沖泡是較為適宜的。使用茶療時，最好是根據醫生的指導，控制好每天飲用的量，畢竟有些藥茶添加了中藥，喝茶過量也就意味著服用了過量的中藥，容易傷害身體。

喝茶的量要根據習慣、年齡、健康狀況、生活環境、習俗等諸多因素來定。例如體力勞動者平時出汗多、消耗大，尤其是在高溫環境下工作或者是接觸有毒物質較多的人，一日用茶 20 克左右也在適宜的範圍；孕婦、兒童、睡眠品質差的人、心動過速者，一日喝茶的量要適當減少。

## ◎隔夜茶不能喝

茶最好不要隔夜後飲用。因為沖泡的茶湯隔夜後容易變質，茶湯中的維生素 C、B 族維生素等營養物質也會流失殆盡，取而代之的是大量的鞣酸，飲用

後會刺激腸胃，導致腸胃不適，嚴重的還有可能引發炎症。

## ◎沖泡或煎煮茶的時間不宜過久

茶沖泡或煎煮的時間過久，不僅茶的湯色發暗、味道差、香味低，而且茶中的維生素 C、胺基酸、茶多酚、芳香類物質等成分會被氧化分解，茶湯的營養大為降低。飲用這類茶湯，不僅不具有養生保健作用，還有可能造成身體不適，甚至加重病情。

## ◎喝茶不宜過濃

泡茶的時候，一般一杯茶使用的茶葉量為 3~5 克，超過這個量的茶湯即為濃茶。濃茶對不少人都是不適宜的。例如晚上飲用濃茶，容易使人大腦興奮，導致失眠；心臟病、胃潰瘍、神經衰弱、胃寒的人飲用濃茶，容易使病情加重；空腹的時候喝茶，特別是濃茶，容易發生「茶醉」的現象，出現胃部不適、心悸、噁心之類的不良反應。

當然，一定濃度的茶具有清熱解毒、潤肺化痰、強心利尿、醒酒消食等功效，平時吸煙、飲酒過多的人，吃油膩過重的食物之後，以及身體濕熱重的人，適量飲濃一點兒的紅茶對身體是有益的。口腔發炎、喉嚨腫痛的人，飲濃綠茶，也可起到消炎殺菌、清熱解毒的作用。但即便如此，也要注意適量，一般一日不要超過 2 杯，其他情況下最好不要飲濃茶。

## ◎發燒發熱不宜喝茶

雖然綠茶、白茶性涼，具有清熱解毒的功效，但在發燒發熱的時候也不宜飲用，因為茶葉中的茶鹼、咖啡因和鞣酸等成分有興奮中樞神經、增強血液循環及促進心跳加快的作用，發熱時飲用會使人體溫升高，還會影響排汗，妨礙

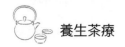 

正常散熱，影響身體的康復。黑茶、紅茶等性質溫和的茶，發熱時飲用也會加重症狀。

## ◎女性「三期」不宜過多喝茶

女性「月經期間」不宜過多喝茶，更不宜飲用濃茶。濃茶中含有較高濃度的鞣酸，會刺激腸胃，影響身體對鐵質的吸收。尤其是體質比較弱的女性，本身就貧血，月經的血量偏少或者有痛經的現象，如果月經期再飲用過多的茶或飲用濃茶，會使貧血、痛經加重。

女性在「孕期」的時候體質偏熱，可以適當喝一些淡茶，但不能飲濃茶。否則會刺激腸胃，使孕婦的心跳加快、排尿增多，還容易導致缺鐵性貧血。

「更年期」女性適當飲用一些淡綠茶和甘麥大棗茶，可清心火、助睡眠，緩解心煩氣躁、睡眠不佳等症。淡綠茶一天不要超過 4 杯，濃茶則要杜絕。

# 花草、食物、中藥皆可入茶

花草茶最早流行於古代歐洲，是以植物的花、果、葉、根、莖或皮等部分，加以沖泡或煎煮而成。花草茶雖然不是藥，但它自然芳香，口感獨特，功同中藥，長期飲用能輕身養顏、養生防病。

花草茶的種類繁多，最常入茶的花草有玫瑰花、洛神花、菊花、金銀花、百合、薄荷葉、茉莉花、薔薇、檸檬片、薰衣草、蓮子心等。每一種花草茶都有獨特的藥用價值，例如金銀花、蓮子心、菊花清熱祛火、生津止渴；玫瑰花可疏肝解鬱、活血調經、美容養顏；百合滋陰潤肺、止咳潤燥；薰衣草能安神助眠、改善頭痛等。

不過需要注意的是，花草茶雖然養生保健效果不錯，但並不是所有人都適宜飲用。在飲用花草茶時，要根據身體情況來進行選擇，避免「茶不對症」的情況。比如月經花、玫瑰花茶能活血調經，適合血瘀痛經的女性飲用，孕婦則不宜飲用；菊花清熱解毒，胃火旺、肝火旺的人飲用菊花茶可以起到降火的作用，但脾胃虛弱、體質偏寒的人飲用菊花茶反而會有傷腸胃。

## ◎藥食同源，最平常的食物也能作茶療

隋朝楊上善的《黃帝內經太素》一書中寫道：「空腹食之為食物，患者食之為藥物。」食物是最好的藥物，藥食同源，日常生活中最常見的食物，只要吃對了就是保健康、抗疾病的靈丹妙藥。

食物除了食用外，比較常見的一種用法就是入茶。比如最常見的生薑、紅糖，搭配紅糖一起煮成薑紅茶，具有暖胃祛寒、活血調經的功效，可改善女性

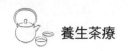

手腳冰涼、月經不調、痛經等症；用蔥白煮湯後代茶飲用，對感受風寒引起的感冒、咳嗽有療效；將薏仁炒焦後泡茶，能祛濕利水消腫。

食物跟中藥一樣，有寒、涼、溫、熱之分，所以食物入茶飲用也要辨證。一般來說，性寒、性涼的食物可清熱解毒，能減輕或消除體內熱症；而性溫、性熱的食物可明顯地減輕或消除身體寒症。例如苦瓜性寒，能清熱解毒，對於熱病或暑熱煩渴，以及肝熱引起的目赤腫痛有緩解作用，但脾胃虛寒的人若經常用苦瓜泡茶，會加重寒證，引發腹瀉、消化不良；桂圓性溫，具有補益脾胃、養血安神的功效，但體質偏熱的人就不宜用桂圓泡茶飲用，以免上火等。

用食物泡茶也講究搭配，不同食物之間若搭配得當，相當於強強聯手，可以產生「一加一大於二」的功效。例如：

> 桂圓＋紅棗＋蓮子
> 煎煮後，取代茶飲用，可益氣養血、溫補脾腎、活血調經
> 冬瓜＋薏仁
> 煎煮後，取代茶飲用，祛濕利水消腫效果更佳

食物能入茶，茶也能入菜，龍井蝦仁、龍井蛤蜊湯、綠茶肉末豆腐、紅茶蒸鱖魚（鱖，音桂）、碧螺鮮魷等都是以茶入菜的著名菜肴。這些菜因為茶葉的加入，多了一份特別的清香，能助消化、促進食欲。

## ◎中藥入茶，良藥也能不苦口

中藥入茶，就是人們常說的藥茶，藥茶藥量小，所以喝起來不會苦口，堅持飲用，藥效發揮更為持久。

不過，「藥證相符，大黃也補；藥不對症，參茸也毒」。飲用藥茶要按照中醫「辨證施治」的原則，根據體質和病症選擇合適的藥物。以感冒為例，感受風寒時，飲一杯熱乎乎的薑茶，然後蓋被子發汗，能解表散寒；風熱感冒

則應選擇具有清熱解表作用的桑葉、菊花、連翹等藥物；暑濕感冒應當消暑、醒脾、祛濕，可選用藿香、薄荷、紫蘇等芳香解表、醒脾寬中、理氣燥濕的藥物。

# 藥茶應當怎樣服

跟平常飲用的茶不同，藥茶因為中藥的添加，在服用的劑量、時間、溫度上更有講究。

## ◎服多少，什麼時候服

一般藥茶每日 1 劑，煎 2 次分服，間隔的時間為 4~6 小時。也可根據病情，在醫生的指導下酌情增減。

不同的疾病，服藥茶的時間、劑量也不同：

用來補益的藥茶在飯前服用，有助於藥性充分吸收。

對腸胃有刺激性的藥茶應在飯後服用，以減輕對胃腸的刺激。

發汗解表類的藥茶不可拘時間，宜溫飲頓服，不拘時候，病除即止。發汗以微微汗出為度，不可大汗淋漓，以免虛脫。

安神藥茶應在晚上睡前半小時服用。

喉疾患所用的清咽茶等，宜沖泡後慢慢濕潤於咽部再緩緩飲服。

治療泌尿系感染的藥茶，要持續多次頻服，以保持泌尿道中的藥物濃度，同時稀釋尿液，清潔尿路，有利於濕濁廢物迅速排出。

防疫類的藥茶，宜根據疾病流行情況選用。

老年保健藥茶和調理慢性病的藥茶，應做到經常化和持久化。

此外，無論什麼藥茶，都不要隔夜再用，以現製現服為佳。

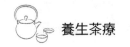 

## ◎茶水的溫度

發汗解表類的藥茶，宜溫飲；身體虛寒、脾胃虛弱的人，服用溫性的藥茶，宜趁熱服用；熱證用寒藥，一般溫服或涼服。

## ◎注意事項

藥茶不要盲目服用，應先諮詢醫生。服用西藥期間不要喝藥茶，以免影響療效或產生不良反應。

為了確保藥茶安全有效，服用藥茶時要忌口。如飲用調理脾胃的藥茶時，不宜吃生冷、油膩、不易消化的食物，以免加重腸胃的負擔；飲用人參茶、靈芝茶、阿膠茶等補益類的藥茶時，最好不要吃蘿蔔，蘿蔔有破氣作用，會削弱補益效果。

這裡需要明確一個概念，藥茶雖然被稱為「茶」，但配方裡不一定含有茶葉。例如荷葉茶，就是用水泡荷葉；以山楂炮製的湯飲稱為山楂茶；用玉米須加水煎湯，稱為玉米鬚茶等。

第二章

# 順應天時，喝出四季安康

「人法地，地法天，天法道，道法自然。」人體與四季相應，只有順應四季養生，才能取得事半功倍的效果。春溫、夏熱、秋涼、冬寒，一年之中，每個季節的特點各不相同，我們喝茶也應根據季節變化來選擇，以更好地調節身體機能，使身體適應季節而避免疾病的發生。

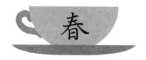

# 春困來襲，花茶讓你長精神

春天到來，雖然大地復甦，陽氣生髮，給萬物帶來了生機，但這時人們卻普遍感到困倦乏力，這種現象就所謂的「春困」。

## ◎春困是身體還沒復甦

剛剛進入春季，我們的身體還沒有恢復到真正春天時那種充滿活力的狀態，5 月以後才是身體真正復甦的時節。所以在此之前，人們都或多或少地有一些疲乏的表現。另外，在人體中調節身體狀態的松果體對光線非常敏感，只有隨著日照時間的不斷增長，它才能讓人們進入夏天那種精力旺盛的狀態。

從中醫來看，形成春困的原因主要是春天和冬天兩季的溫差較大，人體需要一個適應的過程。冬天以及初春時節，人體要減少體內熱量的散發，保持體溫恆定，皮膚汗腺會收縮。進入春季，氣溫升高，皮膚毛孔舒展，供血量增多，而供給大腦的氧相應減少，所以就容易出現困倦的現象。

雖然春困不是病，但不利於人的身體及精神狀態健康協調，需要通過各種方法加以調節。

## ◎春飲花茶長精神

針對春天普遍出現的春困問題，建議大家多喝點兒花茶。花茶又叫香片，是以茶葉，尤其是綠茶為原料，混合各種鮮花燻製而成。因為花茶中的芳香物

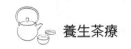

質能起到醒腦的作用。常見的花茶有菊花茶、茉莉花茶、桂花茶、玉蘭花茶等。

**菊花茶**　菊花茶能抑制多種病菌，增強微血管彈性，減慢心率，降低血壓和膽固醇。同時，可疏風清熱、平肝明目、利咽止痛消腫。

**茉莉花茶**　茉莉花茶既保持了綠茶濃郁爽口的天然茶味，又飽含茉莉花的鮮靈芳香，是春季飲茶之上品，有「去寒邪、助理郁」的功效。喝茉莉花茶除了可以安定情緒、振奮精神，還能健脾化濕，減輕腸胃不適，和胃止痛，對於女性的生理機能也有幫助，能滋潤肌膚、養顏美容、緩解痛經。

**桂花茶**　桂花茶除了能提神醒腦、助長精神，還具有解毒、芳香避穢、除口臭、提神解渴、消炎祛痰、治牙痛的作用。

**玉蘭花茶**　玉蘭花茶有止咳祛痰、緩解頭痛、緩解疲勞症狀、降血壓等功效，對輔助治療鼻病也有一定的效果。

養生小常識

### 花茶是茶不是花

花茶和花草茶是不一樣的。花茶如上面所說還是屬於茶葉的範疇，而花草茶則不屬於茶葉了，而是那些可以用來泡茶的乾花。不過二者都是適合春季飲用的。

## ◎花草茶提神還能防病

**菊花**　菊花具有養肝平肝、清肝明目的功效，所以特別適宜春季飲用。同時，還可驅邪降火、疏風清熱、利咽消腫，對降低血壓和膽固醇也有一定的作

用。

將菊花配合枸杞子一同沖泡飲用，更能增強養陰之力。但因菊花性偏涼，故平素手足冰冷、脾虛、易腹瀉者不適合飲用。

**玫瑰花** 玫瑰花性微溫，具有活血調經、疏肝理氣、平衡內分泌等功效，並能消除疲勞，適於春季飲用。此外，還能有效緩解心血管疾病，並能美容養顏，有助於改善皮膚乾枯症狀，去除皮膚上的黑斑。

取乾玫瑰花 3 朵，放入茶杯中，沖入熱水，略泡片刻即可飲用。也可配上兩枚紅棗（掰開，去核），更能增添幾分甜香，又添滋養氣血之功。此茶有理氣行血之效，月經期女性慎用，以免導致月經量多。

**金銀花** 金銀花味甘性寒，具有清熱解毒、疏散風熱、消腫止痛的功效。春季風氣善行，易外感風邪，飲用金銀花茶可緩解春季常見的上呼吸道感染、流行性感冒、扁桃體炎、牙周炎等病症，對癰痛、腸炎也有緩解作用。

金銀花茶適合在出現輕微外感症狀時服用，如感冒症狀較重，仍須採取藥物治療。

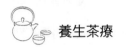 

# 預防春季流感，常喝青蓮二根茶

　　春天氣溫多變，忽冷忽熱，是流感的高發季節。中醫裡說：「正氣存內，邪不可干。」意思是說，只要體內正氣強盛，身體免疫力就強，致病邪氣就不會侵入人體引發疾病。現代人工作壓力大，嗜食肥甘厚味，再加上應酬多、休息不足，易造成體內積熱，正氣耗損，免疫力下降，所以容易感受外寒，發生流感。

　　流感相當於中醫裡所說的「溫病」，最典型的特徵是內熱外寒，表現為發熱、惡寒，伴有頭痛、肩關節酸痛、咽痛、咳嗽少痰等症狀。流感有較強的傳染性，所以春天要注意預防。

## ◎青蓮二根茶清熱解毒防治流感

　　流感的發生與體內有熱、外感風寒有關，所以治療上應清除內熱、宣散表寒，使身體陰平陽秘，氣血和諧。經常飲青蓮二根茶，有助於預防和緩解流感。

　　這款茶葉中的藥物都具有清熱解毒的作用，蘆根、茅根還能生津除熱。平時應酬多、飲食偏於肥甘厚味的人患上流感後，適量飲用青蓮二根茶有助於改善體內積熱的現象。內熱除去，體內陰陽平衡，免疫力就提高了，對疾病的痊癒是有利的。

## 青蓮二根茶

**成分：**

大青葉、金蓮花（旱蓮花）各 10 克，蘆根、茅根各15克。

**用法：**

煎湯飲服，每日 1 劑。

**功效：**

清熱解毒，生津除熱，對流感有一定的防治作用。

這款茶中的藥物都屬於寒涼之物，脾胃虛寒、體質偏寒或者是經常手腳冰涼的人不宜飲用。

### ◎抓住鍛煉好時機，增強體質預防流感

春天陽氣生髮，人體新陳代謝開始旺盛起來，正是運動鍛煉的好時機。可以每天散步、快步走、慢跑、打太極拳等，多到戶外呼吸空氣，使身體氣血暢通，體質增強，對預防流感很有好處。

另外，養成良好的生活規律，保證充分的休息和充足的睡眠，注意個人衛生，對提高自身的抵抗力、預防流感也是很重要的。

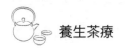 

# 春季乾燥上火，就喝檸檬菊花茶

春天乾燥多風，很多人會出現咽喉腫痛、口鼻乾燥、牙齦腫痛、口臭、口腔潰瘍、便秘、目赤腫痛等上火症狀。

春天容易上火，主要有兩個原因：一是冬天進補，常吃火鍋、牛羊肉等溫補的食物，到了春天自然界萬物復甦、陽氣上升，容易擾動肝、胃蓄積的內熱而出現「春燥」；二是春天風大雨少，氣候乾燥，人體內的水分容易通過出汗、呼吸而大量流失，從而出現上火症狀。

## ◎檸檬菊花茶滋陰潤燥防上火

上火了自然就得「滅火」。怎麼滅？火有心火、肝火、肺火、胃火等。要想滅火，首先要搞清楚哪裡著火了，否則火是撲不滅的。

春天肝當令，容易肝陽上亢出現上火，再加上冬天進補，肝、胃積熱，所以重點在於清肝火、除胃熱，這方面菊花是不錯的選擇。

菊花性微寒，味苦、甘，入歸肺、肝經，《本草綱目》中說它「具有散風熱、平肝明目之功效」，對乾燥火旺而導致的痤瘡、咽喉發炎腫痛、外感風熱、頭痛、口腔潰瘍、便秘、眼睛疲勞腫脹等有比較好的療效。

菊花不僅能清肝火，對胃腸積熱引起的便秘、口腔潰瘍、口臭等也有不錯的改善作用。菊花不僅可以泡茶喝，還可以用來煮粥，做成菊花糕，或者是搭配苦瓜做涼菜，可清涼可口、祛熱除煩。

春天乾燥上火，可以用菊花搭配檸檬泡茶飲用。

## 🍵 檸檬菊花茶

**成分：**

檸檬 1 個，菊花 4 朵，蜂蜜適量。

**用法：**

1. 檸檬用水打濕，表面抹上一層鹽，輕輕摩擦片刻，用水洗淨切成片。
2. 杯中放入菊花、檸檬片，注入開水，稍涼後加入蜂蜜，攪拌均勻即可飲用。

**功效：**

清肝明目，清熱解毒，潤腸通便，對乾燥上火引起的咽喉腫痛、口腔潰瘍、便秘、眼睛腫脹，以及肝陽上亢引起的高血壓等有一定的作用。

這款茶裡不僅有菊花，還有檸檬和蜂蜜。檸檬具有生津潤燥、促進消化的作用，有助於清除胃熱；蜂蜜是潤燥的佳品，能有效改善乾燥上火引起的便秘等問題。

## ◎清淡飲食，過不上火的好生活

春天天氣乾燥，飲食宜清淡一些，多吃薺菜（薺音寄）、馬齒莧（莧音現）、竹筍等應時鮮蔬以及新鮮的水果，以生津潤燥、清除內熱。

青色入肝，青綠色的蔬菜有助於肝氣的升發，還能清解內熱，綠花椰、芹菜、菠菜、A菜（本島萵苣）等都是不錯的選擇。

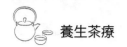 

# 節日大快朵頤，山楂荷葉茶消食解膩護肝胃

　　立春前後正好是春節，而吃喝玩樂無疑是春節假期最大的主題。節日期間，人們歡聚宴飲，多吃雞、鴨、魚、肉等肥甘厚味，蔬菜、水果吃得很少。不少人剛結束完這一餐，就奔跑下一個「戰場」繼續開吃、開喝。

　　過節的時候暴飲暴食，吃大量肥甘厚味，最受傷的就是脾胃，它們面臨的消化任務很重，經常超負荷工作。現在年輕人的生活都離不開電腦，電腦用久了反應速度會變慢，人的脾胃也是一樣，節日裡的負擔拖累了它們的功能，會使人出現消化不良、食欲不振、看見食物就反胃等「節日綜合症」。

　　《黃帝內經》中就說：「數食甘美而多肥，肥則令人內熱，甘者令人中滿。」節日裡的大快朵頤還會使身體陷入濕熱的泥沼，使人出現口臭、胃痛、腹脹、泛酸、牙齦腫痛、口腔潰瘍等上火症狀。

　　節日裡宴飲、聚會本是放鬆身心、聯絡感情的好時機，但也要注意保護好脾胃。不妨用食物來理氣健脾、解膩消食，可以喝些具有消食化滯、清熱生津、和胃健脾功效的茶飲，比如山楂荷葉茶。

　　山楂和荷葉雖然看起來都很平常，但功效卻不可小視。新鮮山楂酸甜可口，能刺激人分泌消化液，有消食導滯、增進食欲的作用。中醫裡常用山楂乾品入藥，用來治療食積症。過節通常都是大魚大肉，吃一些新鮮的山楂，有助於解膩消食。

## 山楂荷葉茶

**成分：**

焦山楂 15 克，新鮮荷葉 1 張。

**用法：**

山楂洗淨，切片；荷葉洗淨，切絲。將山楂、荷葉入鍋，加 500 毫升水煎至 300 毫升，去渣取汁飲用。每日 2 劑。

**功效：**

健胃消食，清熱解毒，醒脾寬中，能緩解噁心、反胃、腹脹、食欲不振等不適。

荷葉也是常用的中藥，能醒脾開胃、促進消化；荷葉味苦，苦能清熱生津，有助於清除肥甘厚味造成的濕熱。

山楂荷葉茶不僅適合在過節的時候飲用，夏天如果覺得胸悶、噁心、煩躁，適當飲用也能起到理氣寬中、清熱消暑、清心除煩的作用。

**養生小常識**

### 喝酒多，多吃山楂保護肝臟

節假日裡大魚大肉、觥籌交錯固然快樂，卻苦了肝臟。肝臟是人體最大的解毒器官，酒精要在肝臟代謝，酒喝多了難免損害肝臟。山楂有消食導滯、活血化瘀的功效，能起到保護肝臟、預防脂肪肝的作用。用山楂泡茶喝，對腸胃、肝臟都很有好處。

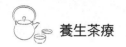

# 剪不斷的傷春愁緒，玫瑰茶助你解鬱

在古代有一種說法：「女子傷春，男子悲秋。」其中「女子傷春」是說在春天的時候，女子特別容易抑鬱，頻生傷感。

春天屬陽，是升發的季節，也是一個從陰到陽的過渡階段；而女子屬陰，能接春天陽氣，體內的陽氣逐漸上升，向外發散，其表現就是感情的勃發，所以叫「懷春」，春心萌動而不能得以釋懷，就會出現「傷春」之愁鬱。

其實，「傷春」不是女子的專利，春天是新一年的開始，但凡心思敏感的人常覺得時光飛逝，所以很容易出現感傷情緒。而且春季氣候多變，氣壓較低，陰雨比較多，也會使人的心情「感冒」。

## ◎玫瑰茶疏肝解鬱、活血調經，讓你不再煩惱悲傷

「傷春」，其實就是肝氣鬱結、情志不舒的表現，需要疏肝解鬱，可以選用玫瑰花來調理。

玫瑰花具有行氣解鬱、活血祛瘀、調經止痛、美容養顏的功效，對肝氣鬱結引起的情志抑鬱、心情煩悶、月經不調、痛經、胃痛、食欲不振、皮膚粗糙等有緩解作用。

明代盧和在《食物本草》中說：「玫瑰花食之芳香甘美，令人神爽。」玫瑰營養十分豐富，含有多種微量元素，維生素的含量非常高，可以用來製作各種茶點，如玫瑰糖、玫瑰糕、玫瑰餅、玫瑰茶等。經常飲用玫瑰茶，能緩解傷春愁緒，使人心情舒暢。

## 玫瑰茶

**成分：**

玫瑰花蕾（乾）3~5 朵，蜂蜜適量。

**用法：**

玫瑰花蕾用清水沖洗一下，放入杯中，加入沸水沖泡 5 分鐘，晾溫後加蜂蜜調味即可飲用。每日 1 劑。

**功效：**

疏肝解鬱，理氣活血，調經養顏。

## ◎夜臥早起，順肝氣、暢情志

《黃帝內經》裡說：「春三月，此謂發陳……夜臥早起……以使志生。」意思是說，春季是陽氣生發的季節，這時候人應該晚睡早起，有助於暢達情志，使人心胸變得寬廣。

人們常說養生要早睡早起，但春天養生卻需要背道而馳，要晚睡早起。因為春天充滿了生發之氣，晝夜時間發生了變化，白天變長而晚上變短，故而我們要順應季節，適當將白天的工作延長，將晚上睡覺的時間縮短，使陽氣升發出去。陽氣得到升發，全身氣機順暢，肝氣也就舒暢了，人的精神情志自然也舒暢了。

不過，夜臥早起也不能過頭，還是要保證睡眠時間，一般建議在晚上 11 點左右睡覺，清晨 6 點左右起床。

清晨起床的時候，伸伸懶腰，能使身體舒緩、精神輕鬆。穿上寬鬆的衣服到院子裡散散步，呼吸新鮮的空氣，對一天的精神狀態都有助益。而且還能讓你感覺原來春天的早晨如此美好，自然就不會有「傷春」的情緒了。

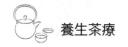
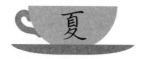

# 炎炎夏日，來杯綠茶清熱又消暑

夏季除了炙熱的驕陽，空氣裡還充斥著潮濕的空氣，身體稍動就會大汗淋漓，體力消耗大，精神不振，容易中暑。很多人經常喝冰鎮飲料解渴，結果越喝越渴。其實，飲料含糖過多，不但不能解渴，多喝還容易造成肥胖。夏季最好的飲料當屬綠茶。

## ◎夏飲綠茶好消暑

「寒者熱之，熱者寒之」，寒可清熱，綠茶屬於未發酵茶，性質寒涼，最能祛火消暑、生津止渴、消食化滯，夏季每日堅持喝 1~2 杯綠茶，可產生清熱解暑、預防上火的作用。綠茶的種類有很多，常見的有西湖龍井、洞庭碧螺春、峨眉竹葉青、黃山毛峰等，都是夏季清熱消暑的佳品。

**峨眉竹葉青**　竹葉青茶味道清香可口，可以解渴消暑、清熱解毒、利尿消腫，適用於暑熱、胃熱、心火旺引起的乾渴、咽喉腫痛、目赤腫痛、小便赤黃、心煩氣躁等症，對水腫也有較好的緩解作用。

**洞庭碧螺春**　碧螺春具有清熱燥濕、解毒瀉火的功效。碧螺春含有大量的咖啡因，辦公室白領每天中午飲用一杯碧螺春，有助於消除大腦疲勞，提高工作效率。

**西湖龍井**　西湖龍井含有的胺基酸、兒茶素、葉綠素、維生素 C 等成分均比其他茶葉多，最顯著的功效就是清熱利尿，還能提神、生津止渴，非常適合

夏季飲用。

**黃山毛峰** 黃山毛峰具有清利頭目、清熱排毒等功效，還能促進血液循環、降低血糖、增加血管彈性，並有一定的防癌抗癌作用，非常適合辦公室白領、三高族群飲用。

## ◎中午一杯綠茶，一下午都神采奕奕

夏季人體出汗多、消耗大，中午身體如果得不到足夠的休息，就會精神不振，疲乏異常，影響下午的工作。這時喝一杯微溫的綠茶，苦後回甘，能使人精神振奮，保持良好的狀態。

夏季喝綠茶，可根據需要添加一些其他茶材。如消化功能不好、經常腹脹的人，可以加一些山楂、荷葉，以促進胃酸分泌，改善消化功能；有輕微中暑症狀的人，可以添加金銀花、菊花，清熱瀉火、消暑生津的功效更顯著；心火上炎導致心情煩躁、失眠時，可以加蓮子心、酸棗仁，以養心除煩。

## ◎解暑更要喝熱茶

炎炎夏日，冷飲自然大受歡迎，有的人聽說喝綠茶有助於清熱解暑，就把綠茶冰鎮後喝。這些貪涼行為雖然能讓人一時覺得透心涼，很舒適，但卻吃進了寒邪，使身體有汗排不出來，還會刺激腸胃，容易腹瀉、胃痛。

明朝御醫龔廷賢在《壽世保元》中說：「夏日伏陰在內，暖食尤宜。」所以夏天的時候，我們要儘量少吃生冷寒涼食物，喝茶也要儘量喝熱茶。熱茶有利於汗腺排汗，可以達到散熱的效果，而且熱茶能提高脾胃運化的能力，把水分運送到全身而產生消暑止渴的作用。

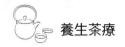 

說到綠茶，不少人會想到超市、商店裡賣的瓶裝綠茶。然而此綠茶非彼綠茶，千萬不要混淆了。綠茶飲料添加了大量糖，雖然能解一時之渴，但過後會讓人更渴，而且飲用過量還會造成糖分攝入過多，導致肥胖。

# 長夏漫漫身乏力，薏仁綠茶幫你解除疲勞

長夏是指夏秋交替的時節，是人體陽氣由釋放向收藏過渡的階段。陽氣有推動的作用，身體各器官的運行都需要陽氣的推動，長夏時節陽氣開始閉藏，新陳代謝變慢，人體內的濕氣就不容易運化出去。再加上長夏時天氣炎熱，地氣上升，人體特別容易感受外界的濕邪，使身體內外濕氣交困。

人體濕重最典型的表現就是渾身無力、身體困重，同時伴有脾胃功能不好、食欲不振、胖而無力、長痤瘡等症狀。因此，長夏要讓身體變得有活力，祛濕很關鍵。

## ◎薏仁綠茶健脾祛濕消水腫

脾主運化，脾健則身體運化水濕的功能就正常，因而祛濕的同時也要健脾。薏仁就有健脾祛濕、利尿消腫的作用。

薏仁也叫薏米、薏苡仁，有清熱利濕、除風濕、利小便、健脾胃等功效，常用於水腫、肺熱咳嗽，以及風濕、濕熱引起的各種症狀。

薏仁可以加大米、小米、紅棗、紅豆等食物一起煮粥，健脾養生效果很好。夏秋季節，用薏仁搭配冬瓜、紅豆一起燉湯，能消暑利濕、生津潤燥。夏季濕困身體，人疲乏無力，可以用薏仁搭配綠茶泡茶飲用，有較好的健脾、清熱、祛濕作用。

### 薏仁綠茶

**成分：**

綠茶 3~5 克，薏仁一小把。

**用法：**

薏仁放進鍋裡，用小火炒至微焦，然後跟綠茶一起放入茶杯裡，沖入開水悶泡10~15分鐘，晾溫後飲用。每日1劑。

**功效：**

改善暑濕引起的身體乏力、困重、痤瘡、食欲不振、精神萎靡等症。

## ◎這些生活細節能幫你「排濕」

改正壞習慣：經常坐在地板上、長時間待在空調房裡、喝酒、飲食油膩辛辣等，都會招致濕邪，因此一定要杜絕這些習慣。

運動是祛濕良方：運動少的人常會出現身體沉重、渾身乏力的情況，就是身體裡有濕氣出不來。所以平時要多運動，哪怕是散步、慢跑等，都能促進身體器官的運行，加速「排濕」。

妙用食物祛濕氣：除了薏仁，冬瓜、紅豆、扁豆、西瓜、鯽魚、鯉魚等食物也都有健脾祛濕的功效，平時宜適量多吃。紅豆薏仁粥、冬瓜薏仁湯的祛濕

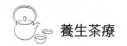
效果很好,濕氣重的人可每週食用 3~4 次。

　　4. 休息好才有活力:熬夜會使本應休息的身體器官仍然在工作,使包括脾、腎在內的器官都變得很疲憊,功能降低,運化水濕的能力也就下降,身體裡的濕氣也會加重。所以睡好也是祛濕的捷徑。

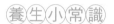

### 防濕邪不等於少喝水

　　有的人身體濕氣重就不敢喝水,這是不對的。水是人體不可缺少的物質,缺水會使身體疲勞,新陳代謝緩慢,出現乾渴、咽喉腫痛、口腔潰瘍、便秘等上火症狀。每人每天要保證喝 2 公升水,正常量的飲水是不會造成濕氣重的。

## 暑濕重胃口差,烏梅陳皮茶讓你吃得下

　　人在夏季的時候胃口會變差,很多人以為是天氣炎熱的緣故,其實胃口不好跟脾胃的健康有著重要的聯繫。脾胃是消化食物和運化營養、水濕的重要場所,如果它們的功能出了問題,胃口自然就會變差,什麼都吃不下。

　　水濕是影響脾胃功能的最大障礙,因為身體裡的水濕多了,會增加脾的負擔,使脾深受拖累。中醫認為,脾胃互為表裡,不能分家,如果脾受濕阻,胃也難逃厄運,以至於出現脾胃不和、胃口不好的症狀。所以夏天要想胃口好,就要保護好脾胃,健脾祛濕。

## ◎常飲烏梅陳皮茶，理氣健脾、燥濕和胃

夏天濕阻脾胃，人會胃口差、腹脹，很多人習慣吃一些健胃消食片來改善這種症狀。其實，健胃消食也不必非得吃藥，喝對茶也能起到消食的作用。比如可以經常喝烏梅陳皮茶，理氣健脾、燥濕和胃的效果是很不錯的。

 **烏梅陳皮茶**

**成分：**

烏梅 3 顆，陳皮 5 克。

**用法：**

1. 將陳皮、烏梅洗淨，烏梅剪開，陳皮切絲。
2. 陳皮、烏梅一起放入杯中，沖入開水，加蓋悶泡 10 分鐘左右，晾溫後飲用。每日 1 劑。

**功效：**

燥濕健脾，行氣和胃，開胃消食。適用於濕滯脾胃所致的食欲不振、消化不良、腹脹、噁心嘔吐等症。

烏梅性溫，味酸，入肝、脾、肺、大腸經，具有生津止渴、增進食欲、促進消化等功效。用烏梅熬煮成的酸梅湯自古就是消暑解渴的飲料。夏季的時候很多人都會買烏梅自己熬酸梅湯，放點兒白糖去酸，冰鎮後飲用，十分清涼。

陳皮性溫，味苦、辛，入肺、脾經，具有理氣健脾、燥濕化痰的功效，常用於脾胃濕阻引起的腹脹、食欲不振，以及咳嗽痰多等症。在很多健脾燥濕、行氣和胃的傳世名方裡，都少不了陳皮的身影。

用陳皮搭配烏梅泡茶飲用，既取陳皮健脾和胃、理氣燥濕之功，又有烏梅

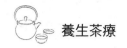 

生津止渴、促進消化、增進食欲之效，可有效改善夏季暑熱、暑濕導致的胃口差現象。

## ◎適當吃酸，生津止渴、增進食欲

有一個望梅止渴的故事，說的是三國時曹操帶兵攻打宛城，路過梅林鋪時正值中午，烈日當空，但找不到水源，全軍都很口渴。為了不耽誤行軍，曹操靈機一動說「前方有梅林」，士兵們聽後嘴裡都流口水，一時之間也不覺得渴了，個個來了精神，加速前進，最後找到了水源。

很多人跟曹操的士兵一樣，聽到吃酸的東西，就會不由自主地流口水。這是因為酸的食物能促使神經中樞下達命令，使人分泌消化液、唾液。消化液、唾液都是促進消化、提高食欲必不可少的物質，所以夏天胃口差的人適當吃酸，能生津止渴、增進食欲。

蘋果、獼猴桃、番茄、山楂、火龍果等蔬果酸酸甜甜，都是夏天開胃不錯的選擇。另外，在做菜的時候加一些醋，也有助於開胃。

養生小常識

### 胃口差，莫要貪涼

很多人覺得夏季天熱所以才會胃口差，於是貪涼喝冰鎮飲料，吃涼菜、冰粥，這樣反而會刺激脾胃，使脾胃受寒、功能降低，進而加重消化不良、胃口差的症狀。夏季沒有食欲，不妨「以熱攻熱」，吃溫熱的食物，保護好脾胃，脾胃健康才能吃得下又吃得香。

# 暑熱煩悶，薄荷香茶給你好心情

夏天是生長的季節，是積蓄能量的好時機，人的心情也應該順應生長的節奏，感到快樂放鬆才對。但事實常相反，很多人一到夏天總是覺得很煩悶。

夏季心情煩悶是心火旺的表現，這跟氣候有著很大的關係。《黃帝內經》中指出：「熱生火。」夏天氣候炎熱，會使人大量出汗，陰津耗損過多，而夏季對應的臟腑是心，因而容易心火旺，再加上降雨多、濕氣重，常使人覺得又濕又悶，就像「蒸桑拿」一樣。身體不舒服，火氣大，心情也會跟著變差，覺得煩悶。

## ◎飲薄荷香茶，一個夏天都清涼的

要想心情好起來，輕鬆地度過炎炎夏日，其實一點兒不難。夏天很多人都喜歡用薄荷香型的沐浴露、洗髮水、牙膏、潤膚霜等，因為薄荷能讓人覺得清涼，可以緩和暑夏的酷熱，使人暫時平靜下來。經常心情煩悶的人，也可以用薄荷來清心除煩。

薄荷具有疏散風熱、清利頭目、利咽透疹、疏肝行氣等功效，常用於風熱感冒、頭痛、咽喉腫痛，以及腹脹、口臭、口腔潰瘍、牙痛、麻疹等症的治療。薄荷最大的特點就是辛香，辛香能解表散熱，所以我們用薄荷香型的東西會覺得清涼，喝薄荷茶、吃薄荷粥，或者將薄荷葉含在嘴裡，更是覺得清涼入心。

李時珍在《本草綱目》中記載：「薄荷，人多栽蒔。二月宿根生苗，清明前後分之。吳、越、川、湖人多以代茶，入藥以蘇產為勝。」可見薄荷入茶、入藥，古已有之。用薄荷茶漱口去口臭；用薄荷葉搭配香薷（薷音如）、淡竹

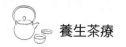 

葉等藥材泡茶飲用，能清心除煩、清熱消暑。

## 薄荷香茶

**成分：**

薄荷 4 克，香薷、淡竹葉各 3 克，車前草 5 克。

**用法：**

1. 香薷（薷音如）、淡竹葉、車前草洗淨，放入杯子中，沖入適量沸水，加蓋悶泡 5~10 分鐘。

2. 放入洗淨的薄荷，再蓋悶 5 分鐘即可飲用。每日 1 劑。

**功效：**

消暑清熱，適用於暑熱所致的胸悶煩渴、小便短赤等症。

香薷解表燥濕，淡竹葉、車前草清熱利尿，與薄荷一起搭配，有很好的解暑、清熱、除煩效果，非常適合暑熱心情煩悶時飲用。

夏季還可以適當吃些瓜果，如西瓜、黃瓜、火龍果、柚子、梨、枇杷等，可生津止渴、清熱除煩，還有助於穩定情緒。相反，辣椒、花椒、生蒜、大蔥等辛辣燥熱食物會耗損人體津液，導致心火上炎，出現心煩氣躁、口腔潰瘍、大便乾結、失眠等症狀，要避免食用。

## ◎睡得好，心情才好

作息不規律、經常熬夜的人，通常情緒也不穩定。因為休息不好，心得不到新能量的濡養，就會陰陽失和，出現心火旺的現象，使人變得煩躁。所以夏天的時候一定要睡好，每天至少保證 7~8 個小時的睡眠時間，有條件的最好午休 10~30 分鐘。

# 白菊槐花茶，解暑護眼一舉兩得

夏季天氣炎熱，再加上飲食燥熱、心情煩悶、睡眠品質差、休息不夠等，容易生肝火。《黃帝內經》中說「肝開竅於目」，如果肝臟上火，最先表現在眼睛上，使人的眼睛變得乾澀、發紅、腫痛。這時不妨多喝白菊槐花茶，能養肝明目、清熱消暑。

## 🍵 清暑明目茶

**成分：**

白菊花、槐花各 5 克，決明子 10 克。

**用法：**

上述三味藥物洗淨，放入杯中，沖入適量水悶泡10~15 分鐘，晾溫後飲用。每日 1 劑。

**功效：**

清熱祛暑，清肝明目，平肝降壓。適用於眼睛疲勞、乾澀，以及暑熱所致的血壓升高、心情煩悶等。

白菊花能治頭目風熱；決明子有清肝明目、涼血降壓的功效，用決明子泡茶或做成枕頭睡覺用，明目、降壓的效果都不錯；槐花有較強的清肝瀉火、清熱涼血的功效。長時間使用電腦的人，這款茶也是非常適合的。

需要注意的是，菊花、決明子、槐花性質都偏寒，體質虛寒、脾胃虛弱的人不宜大量飲用。

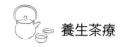

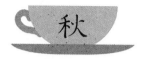

# 烏龍茶潤燥，最適合秋季飲用

秋天秋高氣爽，是個愜意的季節，不過秋季還一個特點，就是天氣乾燥，很多人會出現咽喉腫痛、乾咳、口鼻乾癢、皮膚乾燥、大便乾結、頭痛等一系列症狀，也就是中醫裡說的「秋燥」。

如果天氣乾燥，一直不下雨，湖泊裡的水就會慢慢蒸發，逐漸乾涸。人的身體也一樣，如果不能及時滋陰潤燥，秋燥就會耗損人體津液，使人出現陰虛上火的症狀。所以秋季調養的關鍵在於滋陰潤燥，宜適量多吃梨、柑橘、柿子、石榴、葡萄、大棗、荸薺、蘿蔔、銀耳、百合、南瓜等食物，少吃辣椒、生薑、大蔥、生蒜、花椒，以及油膩食物，防止燥邪加重。

## ◎秋飲烏龍可潤燥

烏龍茶也就是青茶，屬於半發酵茶，介於綠、紅茶之間，性質不寒不熱，溫熱適中，有潤燥生津、清除體內積熱的作用。秋天養生，適當飲烏龍茶能滋陰潤燥，緩解秋燥症狀。常見的烏龍茶名品有福建烏龍、廣東烏龍、臺灣烏龍、文山包種，其中以安溪鐵觀音、武夷大紅袍最為著名。

**安溪鐵觀音**　鐵觀音滋味鮮醇高爽，回甘帶蜜味，其香氣清幽細長而持久，可謂「七泡有餘香」。長期飲用鐵觀音茶，可潤燥止渴、消除積熱、消食積、消除疲勞、解酒解毒、延緩衰老。

**武夷大紅袍**　武夷大紅袍素有「茶中狀元」之美譽，乃岩茶之王，堪稱國

寶，茶香氣濃郁，滋味醇厚，飲後齒頰留香。大紅袍除了跟一般的茶葉具有消除疲勞、提神益思、清除內熱、消食解膩的保健功效外，還能防癌抗癌、降低血脂、延緩衰老。

## ◎飲烏龍茶也要看體質

秋季飲用烏龍茶最佳，但並不是絕對的。比如體質偏熱、有陰虛火旺症狀的人，可以將清熱祛火、生津止渴的綠茶與烏龍茶穿插著飲用；寒性體質，而且怕冷、經常手腳冰涼的人，天氣變涼後就可以適當飲用一些性質溫熱的茶飲；肺燥、肺熱嚴重的人，可以在茶裡加羅漢果、魚腥草等清熱潤肺之品；感受溫燥而感冒、發熱、咳嗽的人，可以適當用金銀花、菊花、薄荷泡茶飲用。

另外，網上流傳說，每天喝 2 公升烏龍茶能減肥。這是不科學的。烏龍茶的確有助於減肥，其含有較多的單寧酸，單寧酸可促進脂肪代謝，減少脂肪的堆積。想瘦身的人，可以適量飲用，配合飲食、運動，就能很快瘦下來。但是，一天也不要超過 10 克。因為過量飲用，會使大腦興奮、腸胃受刺激，出現失眠、胸悶、腹痛、腹瀉等不適症狀。

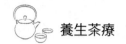 

# 秋燥乾咳，桑菊茶可宣肺止咳

進入秋季後，氣溫逐漸下降，晝夜溫差加大，而且氣候愈發乾燥，空氣中水分匱乏。在這樣的氣候條件下，就很容易發生咳嗽。

中醫認為，秋季燥邪當令，而肺臟為嬌臟，主氣而司呼吸，直接與自然界大氣相通，且外合皮毛，開竅於鼻，燥邪很容易從口鼻、皮膚、毛髮等侵入到肺臟中，從而傷及肺陰，影響肺氣的宣發、肅降，繼而導致咳嗽的出現。

對於秋燥引起的乾咳，調養的重點在於清熱潤肺，以清肺熱、潤肺燥。桑葉又名「神仙草」，是秋季清肺潤燥的佳品，是許多治療乾咳的名方中不可或缺的一味良藥。其性寒，味甘苦，入肺、肝經，具有疏散風熱、清肺潤燥、平抑肝陽、清肝明目等功效，常用於風熱感冒、肺熱咳嗽、溫病初起，肝陽上亢導致的眩暈、視物昏花、頭重較輕、煩躁易怒等症。

秋季經常乾咳，可以用桑葉搭配菊花、杏仁一起泡茶飲，效果很明顯。

## 桑菊茶

**成分：**

桑葉 10 克，菊花 6 克，杏仁 3 克。

**用法：**

桑葉、菊花、杏仁洗淨，放入杯中，沖入開水加蓋悶泡 10 分鐘左右，晾溫後飲用。每日 1 劑。

**功效：**

清肺熱，潤肺燥，宣肺止咳，適用於風熱、燥熱導致的咳嗽、咳喘。

這款茶主料是桑葉，還加入了菊花、杏仁，雖然用量較少，但它們可是桑葉的「肱股之臣」，不可或缺。菊花具有疏風清熱、解毒潤燥的功效，是清肝、肺、胃之火的常用藥；杏仁具有潤肺、平喘的功效，常用來治療咳嗽、痰多、氣喘等症。二者與桑葉搭配，清熱潤肺、止咳平喘，是緩解秋季乾咳症的不二良品。

秋季乾咳，往往伴有喉嚨幹痛的症狀，如果較嚴重，可以在桑菊茶裡加點兒蜂蜜。蜂蜜有補中益氣、潤燥止咳的作用，是秋冬防燥滋補的天然食品。肺燥咳嗽、腸燥便秘，都可以用蜂蜜來調養。

另外，秋季乾燥，我們應該多吃一些具有滋陰潤肺作用的食物，如梨、甘蔗、荸薺、火龍果、百合、川貝、菊花、蜂蜜以及新鮮的蔬菜。同時，要避免吃辛辣刺激性的食物，如辣椒、蒜、蔥等，這些食物不僅會刺激咽喉，加重咳嗽，還會耗損體內的津液而加重肺陰受損、肺氣不宣、肺失肅降的情況。

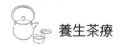 

# 口乾舌燥，麥冬茅根茶可生津潤燥

　　秋季是寒暑交替的季節，經過幾個月的酷暑之後，人體會因為長時間的耗氣傷津，機體容易失調，再加上秋天氣候乾燥，空氣中水分降低，身體補充的水分遠遠跟不上身體散發的水分，所以容易陰虛燥熱，出現口乾舌燥的症狀。

## ◎麥冬是生津潤燥的好藥材

　　秋季防燥潤燥最應該做兩件事：一是補，即生津；二是防丟失，即潤燥，防止燥邪傷津。在眾多中藥裡，最平常不過的麥冬就是生津潤燥的好幫手。

### 🍵 麥冬茅根茶

**成分：**

麥冬 20 克，白茅根 15 克，蜂蜜適量。

**用法：**

將麥冬、白茅根水煎，去渣後晾溫，加蜂蜜拌勻，代茶飲用。每日 1 劑。

**功效：**

清熱生津，潤燥養肺，適用於肺胃熱證、口乾舌燥、咽喉乾癢、乾咳痰黏、煩躁不安者。

　　麥冬又叫麥門冬、門冬，性微寒，味甘、微苦，入心、胃、肺經，具有

養陰潤肺、清心除煩、益胃生津、清熱止咳等功效，常用於肺熱造成的咽喉乾癢、乾咳痰粘，以及熱病傷津、腸燥便秘、心情煩躁等症。麥冬是養陰的良藥，常泡茶飲用，對健康十分有益。

這款茶裡除了有麥冬之外，還使用了白茅根，白茅根性寒，味甘苦，入肺經、胃經、小腸經，具有清熱解毒的功效，可幫助瀉掉人體的燥火；蜂蜜具有潤燥、通便的功效，能促進腸胃蠕動，使身體實火隨糞便排出體外，從而起到潤燥清熱的作用。

秋季燥邪進入身體裡，侵害肺臟，而肺主皮毛，皮膚受到肺的燥氣「烘烤」，水分蒸發，所以人的皮膚也會變得乾燥，容易脫皮。可適當吃點兒冰糖燉銀耳之類具有潤燥功效的食物，能滋陰潤肺，對秋季肺燥引起的乾咳、皮膚乾燥、口舌乾燥，以及陰虛久咳等症都有一定的效果。

## ◎清淡飲食助排「火」

過量食用辛辣刺激、肥甘厚味食物，會造成食物積滯體內而形成內熱，熱傷津，自然就會上火，覺得口乾舌燥。所以秋季飲食要以清淡為主，多吃富含膳食纖維的蔬菜、水果和五穀雜糧，保持大便通暢，使「火」順利排出體外。

# 悲秋傷肺，飲菊花玫瑰茶清肺解鬱

我們讀古人的文章，經常看到傷春悲秋的詞句，「自古逢秋悲寂寥」，文人墨客生點兒悲秋情緒倒也正常。

秋天溫度適宜，本是一個收穫的季節，為什麼令人哀傷呢？按照我國古代的五行學說，五臟中的肺屬金，七情中的悲屬金，而秋也屬金，故而在秋天，

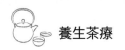 

尤其是秋雨連綿、草枯花謝、冷風蕭蕭之時，人們總是容易產生傷感情緒。

此外，「一場秋雨一場寒」，氣溫的驟然變化也會影響到人體的內分泌功能，使人情緒低落、注意力難以集中，甚至發生心慌、失眠、多夢、心情抑鬱不舒等情況。

## ◎菊花玫瑰茶，養肝護肺一箭雙雕

秋內應於肺，肺在志為悲，悲易傷肺。我們還常見到，有時一個人悲哭過度過久，全身軟得像麵條一般，旁邊人拉都拉不起來，這就是全身之氣都因為肺氣損傷而生虛損。

另外，長期的精神抑鬱也會導致肝臟氣血失調，影響肝的疏泄功能。因此，秋季精神養生，既要養肺，也要護肝。菊花玫瑰茶就能滿足這個要求，肝、肺皆養，秋季常飲有助於緩解悲秋情緒，使心情明朗舒暢。

菊花既可沏茶飲用，也可烹飪食用，還是一味疏散風熱、清熱養肝的良藥。秋天是菊花盛開的季節，也是用菊花泡茶、食用菊花的大好季節。

玫瑰是藥食同源之品，是疏肝解郁的能手。不論是傷春還是悲秋，經常用玫瑰泡茶飲用，都有助於調節情緒，舒暢心情。

茉莉花性溫，味苦、辛，具有理氣開鬱、調胃和中、安神助眠等功效。心情不好、睡眠品質差的人可經常用茉莉花泡茶，聞著花香，品著茶香，能讓人心神安定、神經放鬆。

## 🍵 菊花玫瑰茶

**成分：**

菊花 12 克，玫瑰花、茉莉花各 4 克。

**用法：**

將菊花、玫瑰花、茉莉花放入杯中，用沸水沖泡，加蓋悶泡幾分鐘，代茶飲用。

**功效：**

清肺熱、疏肝鬱、提神醒腦，有助於改善情緒低落、心煩易怒等症。

這款茶可清除肝肺之火、疏肝氣、潤肺燥、安定心神、舒暢神志。在黃葉凋零、秋雨綿綿的日子裡，泡上一壺菊花玫瑰茶，看花朵綻放，聞清幽茶香，能讓人感覺心情舒緩。

## ◎笑能宣肺，愛笑的人不憂愁

中醫裡有「常笑宣肺」的說法，笑可以說是最便宜有效的養肺方法了。笑對機體來說是最好的一種運動，不同程度的笑對呼吸器官、胸腔、腹部、內臟、肌肉等都有適當的協調作用；尤其是對呼吸系統來說，大笑能使肺擴張，人在笑時還會不自覺地進行深呼吸，幫助清理呼吸道，使呼吸通暢。

另外，人在開懷大笑時，可吸收更多的氧氣進入身體，隨著流暢的血液行遍全身，讓身體的每個細胞都能獲得充足的氧氣，所以說笑能宣肺，喜悅可以沖走憂傷。

清晨運動，若能開懷大笑，可使肺吸入足量的清新空氣，呼出廢氣，促進

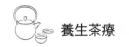

血液迴圈，從而使得心肺氣血調和。

從五臟關係的角度來看，經常笑可以使人心情舒暢，有助於保持心平氣和，心火不旺。心屬火，肺屬金，火克金，心平氣和，能避免心火旺而傷肺。而且笑則氣緩，每天多笑笑，悲傷的情緒自然也就被抑制住了。

## ◎悲秋傷懷的人，不妨吃點「忘憂草」

在日常生活中，有一種食物有解鬱、安神、調節低落情緒、緩解失眠的作用，它就是金針花。

金針花學名萱草，早在《詩經》中就有記載：古代有位女性，因思念遠征的丈夫，於是在院中栽種萱草以解憂愁，從此萱草就有「忘憂草」之稱。嵇康《養生論》裡說：「萱草忘憂。」白居易的詩歌裡也說：「杜康能散悶，萱草解忘憂。」

秋天適當吃一些金針花，在燉湯的時候加一些，或者是泡發後煮熟，加黃瓜、香菜、鹽、香油拌勻，既美味可口，又能解鬱安神。

# 飲黨參紅棗茶，健脾益氣防秋乏

　　諺語有：「春困秋乏夏打盹，睡不醒的冬三月。」一到秋天，很多人開始犯困，常覺得大腦昏昏沉沉的，而且出現身體乏力的狀況，這就是「秋乏」。

　　秋乏是一種自然現象，這是因為酷暑時身體大量出汗，體能過度消耗，秋天氣候涼爽宜人，人體出汗減少，身體逐漸進入休整狀態，一些潛伏在夏季的症狀就會出現，繼而使身體產生一種莫名的疲憊感，就如病後初癒的人總覺得睡不夠、疲憊乏力一樣。

## ◎黨參紅棗茶，可益氣解乏

　　秋燥傷陰耗氣，容易導致氣虛。氣是生命活動的原動力，氣不足則四肢無力、精神疲憊、少言懶語。另外，酷暑時人們貪涼，體內暑濕比較重，而暑濕最易傷脾，脾主肌肉，主管人體四肢肌肉的活動，當脾被暑濕困住後，人就容易感到疲乏，這種疲乏狀態在秋季人體進入休整時表現得尤為明顯。因此，要趕走秋乏，使精神飽黨參、紅棗都是補氣良藥。《本草從新》記載黨參能「補中益氣，和脾胃，除煩渴」，《本草綱目拾遺》謂其「治肺虛，益肺氣」，常用於脾肺氣虛、氣血不足的調養。

　　紅棗具有補中益氣、養血安神、緩急和中等功效，常用於倦怠乏力、食欲不振、消化不良、面色蒼白或萎黃、心神不寧、煩躁不安等症。

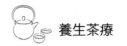 

## 紅棗黨參茶

**成分：**

紅棗 5 枚，黨參 10 克。

**用法：**

黨參洗淨切片，紅棗洗淨去核，一起放入杯中，沖入沸水，加蓋悶泡10分鐘。代茶飲用，每日1劑。

**功效：**

補肺健脾，益氣養血，適用於秋季脾肺氣虛導致的倦怠、乏力、嗜睡等症。

## ◎早臥早起，睡眠好精神才會好

《黃帝內經》裡說：「秋三月……早臥早起，與雞俱興。」夏天晝長夜短，天氣悶熱，很多人長期睡眠不足。入秋之後，天氣變涼，就應該改變夏季晚睡的習慣，順應大自然的變化，收斂氣機，儘量在晚上 10 點前入睡，使陽氣內收，並要早起，使肺氣得以舒展，身體進入備戰的狀態，這樣就能防止白天犯困。

感到困乏時可有意識地伸幾個懶腰，伸懶腰可促使氣血流向四肢及身體各處，使身體的各個組織器官都得到充足的動力，人就會變得精神。

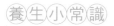養生小常識

### 黨參、人參，誰更補

黨參的功效與人參相似，但又有區別：黨參多用於倦怠乏力、精神不振、聲音低沉、氣短喘氣等肺氣虛弱症，以及四肢無力、食欲不振、大便稀溏等脾胃氣虛證。黨參性質平和，一般的虛證都可以用黨參來調理。人參藥效比較猛烈，一般用於比較嚴重的虛證。人參溫補作用較強，不宜長期進補，否則容易導致心慌、口乾舌燥等上火症狀。

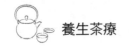 

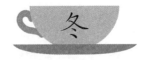

# 紅茶驅寒暖身，冬季必備

《黃帝內經》中說：「冬三月，此謂閉藏……去寒就溫，無泄皮膚，使氣亟奪，此冬氣之應，養藏之道也。」意思是說，冬天的三個月是萬物生機閉藏的季節，要遠離嚴寒，靠近溫暖，以避免陽氣大量喪失，這是順應冬氣、養護人體閉藏機能的養生之道。簡而言之，冬天寒冷，暖身驅寒是第一要務。

秋冬時節，隨著天氣逐漸寒冷，人體生理功能減退，陽氣減弱，對能量與營養要求較高。此時若再飲綠茶、白茶等性質偏寒的茶葉，容易損耗身體陽氣，使人變得更怕冷。而紅茶甘溫，有助於養陽氣、暖胃、袪寒，冬天的時候經常喝上一杯暖暖的紅茶，能讓人的身體暖起來。

很多女性到了冬天就會出現手腳冰涼、全身發冷的症狀，適量喝一些紅茶，有助於增強身體對寒冷氣候的適應能力，預防感冒。

## ◎冬令進補不怕胖，喝紅茶消食解膩

中醫講究「天人相應」，自然界萬物「春生、夏長、秋收、冬藏」，人類到了冬天也會進入封藏階段，這時候進補，營養物質易於吸收蘊蓄，因而民間有「今年冬令進補，明年三春打虎」之說。但是，冬令進補的度把握不好，就很容易補過頭，過於滋膩厚味，脾胃消化不好就容易發胖、上火。紅茶具有去油膩、幫助腸胃消化的作用。日常飲食感到油膩和胃脹的時候，適當多喝一些紅茶，可以減少油膩，促進消化，有效防止進補太過。

## ◎常飲紅茶，冬三月不打盹

冬季天氣寒冷，寒傷陽氣，人體容易出現陽氣不足的現象，人一旦陽氣不足就會感到沒有精神、容易困乏。很多人一到冬天沒精打采、哈欠連天，一副睡不醒的樣子，就是這個原因。

紅茶性質溫潤，冬季適量飲用，能起到溫陽的效果。如果能搭配黃芪、紅棗等補氣的藥物，補陽氣的功效會更加顯著，再加上紅茶的提神作用，經常飲用，有助於改善陽氣不足所致的睡不醒狀態，使人思維更加敏銳，注意力集中。

## ◎紅茶加牛奶，宜還是忌

很多人喜歡喝紅茶的時候加上牛奶，做成奶茶，喝起來味道香醇。但現在有研究指出，紅茶加牛奶，會降低紅茶的營養價值。也有研究發現，紅茶加牛奶，可減少紅茶中的草酸成分，避免草酸積聚過多而形成腎結石。那麼，到底紅茶加牛奶科不科學呢？

紅茶加牛奶，其所產生的化學反應是在特定情況下如超大量食用、實驗室等情況下產生的，在日常生活中，沒有必要過度關注兩者搭配之後造成的營養損失和影響。凡事都有一個度，吃喝也一樣，適量即可，紅茶加牛奶，如果你喜歡，只要不過度飲用即可。

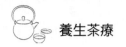 

# 袪寒防病，常喝杏桃薑茶

氣血為身體各組織器官提供營養，並將人體的廢棄物運出去。人體的氣血得溫而行，遇寒則凝。如果氣血凝滯的情況得不到改善，就像交通堵塞一樣，氣血運行就會越來越慢，組織器官需要的營養運不進來，不需要的有害物質又運送不出去，最終導致氣血淤積，各組織器官功能下降，失常嚴重時就會導致疾病的發生。

另外，寒邪耗損陽氣，身體陽氣不足，免疫力就會下降，當病毒侵襲時就特別容易生病，所以人們常說：「寒是百病之源。」因此，冬季防病保健，袪寒保暖是第一要務。

## ◎杏桃薑茶，每天一杯防寒祛寒

每當淋雨或感染風寒時，家裡總會熬上一碗薑湯，讓我們趁熱喝下。這是前人積累下來的經驗，取的就是生薑驅寒的功用。冬季天寒地凍，生薑可以說是祛寒暖身的不二選擇。

生薑性溫味辛，具有解表散寒、溫中止嘔、溫肺止咳、解毒的功效，常用於風寒感冒、脾胃虛寒、胃寒嘔吐、肺寒咳嗽等症。冬天氣溫低，人容易感冒，用生薑茶散寒是很合適的，也可以加入杏仁、桃仁等，不僅能防寒，還能預防冬季感冒咳嗽。

## 杏桃薑茶

**成分：**杏仁 15 克，桃仁 30 克，生薑 10 克，冰糖適量。

**用法：**將杏仁、桃仁、生薑一起搗爛，再加冰糖，放入杯中，沖入沸水加蓋悶泡 10~15 分鐘，趁熱飲用。每日 1 劑，風寒感冒者需要連服至痊癒。

**功效：**驅寒，暖身，潤肺，開胃，適用於風寒感冒、咳嗽痰多、食欲不振等症。

杏仁具有止咳平喘、理肺潤肺、祛除風寒的功效，是秋冬防治風寒的一味良藥；桃仁有活血祛瘀、潤腸通便、止咳平喘的功效，常用於閉經痛經、腸燥便秘、咳嗽氣喘等症。

杏仁、桃仁與生薑搭配泡茶，祛寒、暖肺胃效果顯著。容易感冒的人，手腳冰涼、全身怕冷、虛寒痛經的女性，冬天的時候可以常飲這道茶。但這道茶性質偏熱，體質偏熱、陰虛火旺的人不宜飲用，以免加重內熱症狀。

## ◎用生薑水泡腳，冬天不再難熬

很多女性一到冬天就覺得手腳冰涼，渾身怕冷，容易感冒，一遇到寒氣就咳嗽，這種情況多半是寒性體質，可以常用生薑水泡腳。取生薑 30~50 克，洗淨後切片，加 3000 毫升水煮沸，晾溫後用泡腳，每天睡前泡 15~20 分鐘。泡好再飲用一杯溫開水。

生薑溫辛，過量食用會耗損津液，出現口乾舌燥、口瘡、大便乾結等上火症狀，所以體質偏熱、易上火的人不宜多吃，也不可經常用生薑水泡腳，否則會進一步加重身體津液虛虧症狀。

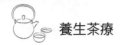 

# 胃受涼難受，喝老薑茶能溫中養胃

天氣寒冷的時候，有的人常覺得胃痛，不舒服，喝杯溫開水，或者拿熱水袋敷一下就緩解了。其實，這是胃受涼的表現。冬天氣溫低，身體受到寒冷刺激後胃酸分泌增加，胃就容易發生痙攣性收縮，從而出現疼痛，如果不注意保暖，疼痛會加劇，所以寒冬是胃病的高發期。最好的預防辦法就是暖胃養胃。

## ◎老薑茶暖胃祛寒，勝過人參湯

老薑看起來是很不起眼的東西，但卻「勝過人參湯」。老薑就是薑母，立秋之後收穫，皮厚肉堅，味辛辣，有解表散寒、溫暖肺胃、活血解毒等功效。冬天做菜的時候，加點老薑能開胃、暖胃。用老薑泡茶喝，也可以暖胃祛寒。

> ### ☕ 老薑茶
>
> **成分**：老薑 100 克，紅糖 150 克。
>
> **用法**：將老薑搗汁，去渣，加入紅糖，沖入適量開水，攪匀，晾溫後飲用。早晚各 1 次，2~3 天服完。
>
> **功效**：溫胃散寒，適用於因胃部受寒或過量食用生冷食物引起的上腹部發涼、腹脹、胃痛等症。但糖尿病人不宜飲用。

薑和紅糖是很好的搭檔，紅糖也有暖胃的功效，同時還有助於補充鐵質，活血祛瘀，調經止痛。冬天胃寒、寒性痛經的女性適量飲用老薑茶，堅持一段時間，就能將身體裡的寒邪趕走了。

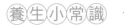

> **生薑、老薑和乾薑**
>
> 　　生薑就是鮮薑，皮薄肉嫩，味淡薄，性微溫，味辛，可用來發散風寒，預防感冒。老薑俗稱薑母，是生薑留下來做種用的，皮厚肉堅，味道辛辣，可以說是老生薑。老薑功效跟生薑差不多。乾薑是生薑洗淨切厚片或塊，曬乾或微火烘乾後製成的。其性熱，味辛，恢復陽氣的效果顯著，祛寒的效果要比生薑、老薑強。

## ◎吃好喝好，保「胃」健康

　　胃相當於人體的倉庫，吃進身體裡的食物都要先保存在胃裡，經過胃的消化吸收，才能變成營養運送到其他組織器官。如果總吃辛辣、刺激、肥膩食物，或者經常暴飲暴食、貪吃冷飲、冷食等，都會使胃不堪重負。要想胃健康，最好做到以下幾點：

　　1. 三餐定時定量。到了進餐的時間，不管肚子餓不餓，都要主動吃飯，每餐食量適度，只吃七分飽，改掉「廢寢忘食」「看到美食停不下嘴」的飲食習慣，使胃保持有規律的運動。

　　2. 飲食不燙不涼。少吃生、冷、硬的食物，這類食物進入胃部之後，都會刺激胃黏膜引起胃病。平日飲食應不燙不涼，溫度適宜，軟硬適度。

　　3. 吃飯要細嚼慢嚥。狼吞虎嚥會增加胃的負擔，也不利於消化液的分泌，所以吃飯的時候要充分咀嚼食物，使食物盡可能地變細，容易消化。

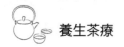 

# 天冷血壓波動大，請喝山菊茶

冬季寒冷，人體需要聚集熱量，再加上大量進補，就會使體內的熱鬱積，肝火也就產生了。肝火旺的人往往容易出現肝陽上亢，使血壓產生波動。另外，冬季天氣寒冷，血管遇寒收縮，也會導致血壓升高。所以冬天的時候，高血壓族群要特別注意，應維持血壓穩定。

## ◎常飲山菊茶，降壓又降脂

說到降壓，日常生活中就有兩樣食物有不錯的降壓效果：一是山楂；二是菊花。

山楂性微溫，味酸甘，入脾、胃、肝經，具有消食健胃、活血化瘀、收斂止痢的功效。適量吃一些山楂，可使血管裡瘀滯的氣血運行通暢，有助於血管擴張，從而起到降血壓的作用。

菊花具有清熱解毒、清肝明目、疏散風熱的功效，常用於肝陽上亢引起的高血壓、頭暈目眩，以及風熱感冒、瘡癰腫毒等症。肝火旺的人常用菊花泡茶飲用，能清肝火、養肝護肝。

將山楂與菊花一同泡茶飲用，對穩定血壓非常有益。

山菊茶取山楂之消食化滯、活血化瘀和菊花之清肝明目、清熱解毒之效，不僅可以降壓，還可以促進身體排出廢物，起到降低血脂、減肥瘦身的作用。冬季進補，容易使多餘的熱量淤積體內而導致肥胖，適量飲山菊茶，也可以促進消化，預防肥胖。

## 山菊茶

**成分：**

山楂 30 克，菊花、茶葉各 5 克。

**用法：**

將山楂、菊花、茶葉洗淨，放入杯中，沖入沸水悶泡 10~15 分鐘，代茶頻飲。每日 1 劑。

**功效：**

活血化瘀，清肝火，降血壓，降血脂。

需要注意的是，食物畢竟不是藥物，不能立刻見效，而且高血壓屬於慢性病，需要長期調理才行。所以，冬季飲用山菊茶來降低血壓，並非一蹴而就的事情，堅持才會收到效果。

## ◎高血壓患者冬季這樣吃

每天喝適當的白開水或淡茶水。適量的水分有助於稀釋血液濃度，使血液迴圈通暢，維持血壓穩定。適當喝一些紅茶，具有強壯心臟、擴張血管的功效，對穩定血壓有益。

多吃魚類，不吃或少吃紅肉。魚類食物，特別是深海魚類，含有較多的不飽和脂肪酸，而豬肉、牛肉、羊肉等紅肉含有較高的膽固醇及飽和脂肪酸。飽和脂肪酸會增加膽固醇的合成，加重高脂血症，對血壓的控制也不利。而不飽和脂肪酸則有降低心腦血管病風險的作用。

控制鹽的攝入。冬季血壓波動大，要限制鹽的攝入。高血壓族群冬天每日鹽的攝入量不要超過 3 克。

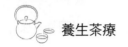

# 四肢關節冷痛，獨活茶讓氣血暢通

天氣冷了，四肢關節冷痛，大多數人以為這是正常現象，也有不少人把這些歸結為氣血不足，於是大補特補。其實，冬季四肢關節冷痛，有可能是關節受寒導致的，也有可能是關節炎復發。

不論是關節受寒，還是關節復發，都與冬天的氣候分不開。冬天氣溫低，天氣寒冷，關節部位氣血受寒而凝滯，不通則痛，於是出現四肢關節冷痛、麻木、僵直等症狀。

冬季防治關節炎，改善四肢關節冷痛的情況，關鍵在於防寒保暖，促進氣血通暢。在這方面，獨活是一味良藥。

獨活性微溫，味辛、苦，入腎、膀胱經，具有祛風除濕、散寒止痛的功效，常用於風寒、風濕導致的關節疼痛、頭痛等症。《本草匯言》中說：「獨活……祛風行濕散寒之藥也。」冬季四肢關節冷痛，用獨活泡茶飲用，可散風寒。氣血得溫而行，身體暖了，寒氣散了，氣血就會通暢起來，通則不痛，關節疼痛也就自然消失了。

除了獨活，還有幾味藥對關節冷痛是很有效的，比如五加皮、威靈仙、羌活等。五加皮有祛風濕、補肝腎、強筋骨的作用，像風濕痺痛、筋骨痿軟、體虛乏力之類的症狀都可以用。對肝腎不足有風濕者最為適宜。

## ☕ 獨活茶

**成分：**

獨活 150 克。

**用法：**

將獨活研成粗末。每次取 30 克，放在杯子中，沖入500 毫升沸水，加蓋悶泡 15 分鐘後代茶飲用。1 日內分數次飲完。每日 1 劑。

**功效：**

祛風勝濕，散寒止痛。

威靈仙的功效也是祛風除濕，通絡止痛。除了用於風濕痹痛，威靈仙對肢體麻木、關節屈伸不利也有獨特的效果。

下面兩款茶，關節冷痛、屈伸不利的人可以根據情況選用。

## ☕ 威靈仙茶

**成分：**

威靈仙 5 克，花茶 3 克。

**用法：**

用 200 毫升開水沖泡後飲用，沖飲至味淡。

**功效：**

祛風濕，消痰散積，適用于腰膝冷痛、關節炎等。

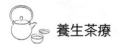
## 五加歸膝茶

**成分：**

五加皮 5 克，當歸 5 克，牛膝 10 克，花茶 3 克。

**用法：**

用 300 毫升開水沖泡或用前三味藥的煎煮液沖泡花茶，沖飲至味淡。

**功效：**

祛風除濕，活血祛瘀，適用於鶴膝風、風濕性關節炎、四肢痹痛等。

第三章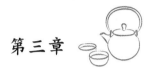

推薦給全家人的保健茶

　　不同的人，身體情況各異，養生保健重點也不同，喝茶也是如此。比如，老年人脾胃虛弱，消化功能不好，不適合飲用寒涼的綠茶，應多喝性質溫和的烏龍茶或有溫胃作用的紅茶、普洱茶；經常熬夜的人要注意排毒和保護眼睛，宜適當飲用綠茶、菊花茶等等。因人而養，喝對適合自己的那杯茶，才能真正達到防病養生的目的。

# 男性補腎壯陽，常喝杜仲紅茶

腎是人的先天之本、生命之源，人體生命活動的基本物質都由它化生和儲存，人的生長、發育、生殖、呼吸、消化、神志、骨骼等健康狀況都與腎高度相關。腎好是健康長壽的前提，腎虛是百病叢生的源頭。

相對於女性來說，男性腎虛的機率要高得多。這是因為：男性在生活中擔負著比女性更多的生活壓力、社會壓力與家庭責任，故腎精的耗損會更大；男性出席社交場合的機會更多，接觸煙酒的機會更多，相應地，腎精虧損也會比較多；隨著年齡的增長階段，尤其到了中老年，腎精會逐漸衰退，性機能與生殖能力也逐漸減弱，等等。所以，男性比女性更需要補腎。

## ◎男人腎虛，整個人都不好了

當男人腎虛時，會出現以下不適：

精神不振，周身無力。腎不好，體內的很多廢棄物就排不出去，就會淤積在體內，使人精神萎靡、周身疲軟無力。

腰痛、腰酸。腎臟的具體位置在脊柱兩側的腰部，男人腎虛容易出現腰痛或腰酸。

生殖功能下降。腎藏精，主生殖，人的生殖能力跟腎息息相關。如果男人腎虛，可出現陽痿、早洩、遺精、性欲冷淡等情況。

男人腎陽虛，腎的氣化功能失效，可使身體水液輸送受阻，易引發痰多、咳喘、痢疾、小便量多且渾濁等不適；男人若腎陰虛，津液生成不足，可出現口舌乾燥、皮膚乾燥、肺熱等問題。

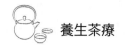 

腎藏精，精舍志，腎精充足才能使頭腦清晰、思維敏捷、意志堅強。如果男人腎虛，可出現耳聾、耳鳴，並伴有頭暈目眩、腰膝酸軟、五心煩熱、記憶力減退、思維遲鈍等症。

## ◎杜仲紅茶滋補肝腎，強身健體

男人以腎為根，補腎可以經常喝杜仲紅茶，以補肝腎、強筋骨。

### 杜仲紅茶

**成分：**

杜仲葉 12 克，紅茶 3 克。

**用法：**

將杜仲葉切碎，與茶葉一同包好，放入茶杯內用沸水沖泡 10 分鐘即可。代茶飲用，每日 1 劑。

**功效：**

補肝腎、強筋骨，適用于腎肝陽虛引起的腰膝酸痛、陽痿早洩、尿頻尿急等症。常飲可起到抗衰老、延年益壽的作用。

杜仲自古就被視為滋補要藥，《神農本草經》將其列為上品，認為其具有補益肝腎、強筋壯骨、調理沖任等功效，可治療腎陽虛引起的腰腿痛或酸軟無力、陽痿早洩等症。現代藥理研究發現，杜仲具有清除體內垃圾、加強人體細胞物質代謝、防止肌肉骨骼老化、平衡人體血壓、降低脂肪等多種功效，非常適合男性補腎之用。

# 女子以血為本，蓮子烏龍茶可養肝補血

女子以血為本，以肝為先天。肝主藏血，肝血足則面色紅潤，頭髮烏黑亮澤，肝血虛則面色蒼白或萎黃，頭髮乾枯發黃。肝主疏泄，肝氣暢達則心情舒暢，肝疏泄失司，氣機不暢則心情不好、脾氣暴躁。所以，養肝補血能讓女人更美麗更快樂。

## ◎蓮子烏龍茶養肝補腎，補血養顏

女性養肝補血，可適量飲用蓮子烏龍茶。蓮子烏龍茶由蓮子、桂圓、紅棗、烏龍茶、蜂蜜組成。

### 🍵 蓮子烏龍茶

**成分：**

蓮子 10~15 粒，桂圓幹 20 克，紅棗 5 枚，烏龍茶、蜂蜜各適量。

**用法：**

將蓮子洗淨，放入砂鍋中加水煮熟，加入桂圓乾、紅棗和烏龍茶，用小火煎 20 分鐘，去渣取汁，晾溫後加入適量蜂蜜調味即可。每日 1 劑，代茶溫飲。

**功效：**

滋補肝腎，益氣健脾，養血安神，美容養顏。

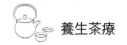

烏龍茶屬於青茶，它的性質介於綠茶和紅茶之間，溫熱適中，不寒不熱，具有生津潤喉、清除體內積熱的功效，女性經常飲用，可滋陰潤燥、清熱煩，而且不會傷害到身體的正氣。

蓮子有滋補肝腎、益腎固精、益氣補脾、養心安神等功效。肝主疏泄，疏泄失調會影響到心氣，使人變得急躁易怒，常吃蓮子有助於養心，使人心情平靜安寧。脾是氣血生化之源，蓮子益氣健脾，有助於養肝血。

桂圓、紅棗是益氣補血的好搭檔，對女性氣虛、血虛所致的面色蒼白或萎黃、渾身乏力、失眠多夢、心悸等有很好的療效。蜂蜜是潤燥的佳品，可滋陰潤腸。

臉上長色斑的人，可以在蓮子烏龍茶加一些山楂，山楂具有活血化瘀的作用，對色斑、黑眼圈、倦怠乏力等都有一定的效果。

## ◎紅棗養血五法

俗話說：「一日吃三棗，一輩子不顯老。」紅棗最突出的作用就是補中益氣、養血生津、美容養顏，那麼如何吃棗才能更大地發揮它的作用呢？

1. 紅棗泡水，養肝排毒。將紅棗掰開，搗爛，然後用來泡水喝，有很好的養血養肝功效，而且還有助於排毒養顏。

2. 紅棗熬湯，益氣潤肺。唐代孟詵所著《必效方》中記載，將紅棗、銀耳和冰糖一起煮湯，可止咳潤肺。

3. 紅棗煮蛋，補血養顏。將紅棗、紅糖放入鍋中，煮至紅棗熟爛，然後打入雞蛋，用小火焐熟雞蛋，能暖脾胃、養血、補虛、美容。

4. 紅棗熬粥，安神助眠。用適量百合、蓮子搭配紅棗，加小米煮粥，能養血安神，對躁鬱不安、心神不寧等症有效。

5. 紅棗泡酒，活血祛瘀。用紅棗泡酒，能起到活血化瘀的作用，對痛經、月經不調、閉經、面部色斑等血瘀症有療效。

# 更年期虛熱心煩，多喝百合蜜茶潤燥養心

《黃帝內經》中說：「七七，任脈虛，太沖脈衰少，天癸竭，地道不通。」說的是女性到了 49 歲時，任脈會逐漸虛脫，太沖脈的脈氣變得衰微，於是開始出現停經的狀況，進入絕經期。女性在絕經前後，隨著卵巢萎縮、功能退化等變化，容易出現內分泌紊亂等情況。如果不注意調理，就會出現更年期綜合症，像脾氣暴躁、失眠健忘、潮熱煩悶等，都是更年期綜合症的表現。

## ◎更年期女性容易心煩氣躁

不少女性在更年期都會出現莫名其妙的壞脾氣，剛才還心情不錯，但一轉眼就會變得煩躁起來，一點兒小事都可使人生氣。這些情況多是由陰虛火旺導致的。

中醫認為，腎主生命，經過大半輩子的使用，腎的能量肯定會變得匱乏，腎水、腎精耗費得差不多了。腎為先天之本，腎水對全身的臟腑器官有滋潤濡養的作用，如果腎水不足，不能養心，就會出現心陰虛，不能制約心火，心火變旺，人也就變得煩躁起來。

## ◎百合蜜茶滋陰潤燥，養心除煩

陰虛火旺使人心情煩躁，需要滋陰、除煩。百合可食，亦作藥用，具有養陰潤肺、清心安神的功效，歷代中醫常用百合來治療陰虛所致的燥咳、虛煩、心悸、失眠、多夢等症。更年期女性宜多吃百合，百合的吃法有很多，可以用來泡茶，也可以用來煮粥，還可以搭配銀耳燉成甜品，對更年期陰虛心煩都有很好的調理效果。

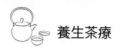 

## 百合蜜茶

**成分：**

乾百合 10 克，蜂蜜適量。

**用法：**

將乾百合放入杯中，用沸水沖泡，燜 10 分鐘，加入蜂蜜即可飲用。

**功效：**

對更年期出現的心神失常、虛煩驚悸、神志恍惚、失眠不安等症有調理作用。此茶還能排毒、美容養顏。

除了百合、蜂蜜，像天門冬、麥冬、枸杞子等也都有很好的滋陰清心除煩功效，也可以經常泡水飲用。

## 二冬杞菊茶

**成分：**

天門冬、麥冬、枸杞子各 5 克，菊花 5 朵。

**用法：**

將麥冬砸扁，同天門冬、枸杞子、菊花一起放入杯中，用沸水沖泡，燜 10 分鐘，即可飲用。

**功效：**

滋陰清熱、補肝腎。對更年期女性陰虛火旺、心煩有很好的緩解作用。

# 老年人注意防腎陰虛，常喝首烏強身茶

中醫認為：「陰平陽秘，精神乃治。」意思是說，人體在正常的情況下，五髒六腑的功能、營衛氣血、四肢百骸、經絡等都能陰陽協調，達到相對平衡，身體才能健康，人不容易衰老。當然，衰老是每個人都無法避免的，但如果是過早衰老，那就要注意了，這種情況往往跟腎陰虛有關。

隨著年齡的增長，人體的臟腑器官功能會慢慢下降，這就容易造成氣血生化不足，人體為了維持平衡，會對身體進行透支，這些透支的氣血就來自腎，如果長期透支而不能及時補充，就會導致腎陰虧虛。

## ◎老年人腎陰虛的症狀

腎陰虧虛，老年人常會出現如下症狀：

• 腰膝酸痛。腎主骨、生髓，老年人腎功能衰退，生髓功能減弱，腎陰虧虛不能濡養骨骼，就會出現骨弱、腰膝酸痛的症狀。

• 頭暈耳鳴。腎陰虧虛，不能上充榮養頭面，故出現頭暈耳鳴的現象。

• 失眠多夢。腎陰虧虛不能交通於心，水火失衡，心火偏盛，故而心神不寧、失眠多夢、心悸。

此外，老年人腎陰虛還常出現潮熱盜汗、五心煩熱、白頭髮、行動遲緩等症狀。

## ◎首烏強身茶滋補肝腎，強身健體

預防和緩解腎陰虛，中醫的方法很多，就中藥來說，如制首烏、熟地黃、

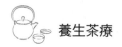
五味子、黃精、女貞子、山茱萸、枸杞子等都有很好的滋陰補腎作用，平時可以用來泡茶常飲。

### 🍵 首烏強身茶

**成分：**

制首烏 8 克，菟絲子 10 克，補骨脂 6 克。

**用法：**

水煎取汁，代茶飲用，每日 1 劑，早晚分服。

**功效：**

滋補肝腎，強身健體，適用於肝腎虧虛所致的頭昏目眩、頭髮早白、精神疲憊、腿膝酸軟乏力等症。

制首烏有補肝腎、益精血、烏鬚髮、強筋骨等功效，是防治老年人腰膝酸軟、肢體麻木、白髮很有效的一味藥；菟絲子有補腎益精、養肝明目等功效；補骨脂能補腎壯陽、固精縮尿。這款茶不僅能滋腎陰，還能補腎陽，小量長期飲用，可以強壯身體、預防疾病。

# 經常熬夜者，常喝參杞茶補養肝腎

　　古人云：「日出而作，日落而息。」中醫養生講究天人合一，順時而養。意思是人的作息習慣要跟隨自然界的變化而調整，比如天亮了起床，夜幕降臨合眼睡覺。然而，現代生活節奏加快，熬夜也成了主旋律，有人為了工作熬夜，有人為了學習熬夜，還有人為了娛樂熬夜……當加班熬夜成為現代生活的常態，我們的健康就不可避免地要遭受損害。

## ◎熬夜對肝腎的傷害極大

　　中醫認為一天裡的亥時、子時、丑時（21:00~ 次日 3:00）相當於一年裡的冬季，是最佳的睡眠時間，若過了子時還不睡覺，對肝臟、腎臟都是極大的傷害。

　　肝膽互為表裡，相互關聯，肝經和膽經在子時和丑時（23 :00~ 次日 3:00）運行最為旺盛，因此應該在晚上 11 點之前入睡並達到深睡眠狀態，才能護養肝膽二髒。尤其是肝臟，需要在睡眠、靜養中得以調理。

　　這個時候如果還不睡，本應流向肝臟的血液繼續流向四肢、大腦，對肝髒的損害是極大的，可造成肝臟疏泄不通，氣血運行不暢，繼而導致血脈瘀阻，反映到臉部，就是面色因血氣不足而失去光彩，晦暗、長斑。「目受血而能視」，血脈瘀阻，當然也會影響到眼睛，容易造成視物昏花、視力減退。

　　熬夜對腎的傷害也是很直接的。腎乃先天之本，主藏精。腎中之精相當於人的固定資產，白天工作已經耗損了精與氣，到了晚上就得按時入睡，以便補足「精氣神」。《黃帝內經》裡面説：「陽氣者，一日而主外，平旦陽氣生，

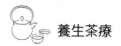 

日中而陽氣隆，日西而陽氣已虛，氣門乃拒。是故暮而收拒，無擾筋骨，無見霧露，反此之時，形乃困薄。」意思是說人到子時之後，陽氣開始消散，若是再熬夜的話陽氣會耗損殆盡，氣血也會跟著受罪，最終就會導致腎虛，表現出來就是腰膝酸軟、腿腳無力、夜不能寐、小便頻繁、小便淋漓、遺精、陽痿等。

## ◎參杞茶，滋補肝腎保護眼睛

經常熬夜的人就要想辦法滋補肝腎了。高麗參、枸杞子等都是不錯的選擇。高麗參具有大補元氣、生津安神的作用；枸杞子滋肝補腎、益精明目。熬夜的時候可以用高麗參、枸杞子一起泡茶喝，可以起到滋補肝腎的作用，而且對眼睛有益。

### ☕ 參杞茶

**成分：**

高麗參 5 克，枸杞子 5 克。

**用法：**

將高麗參和枸杞子一起放入杯中，加沸水沖泡，加蓋悶泡 15 分鐘左右即可。代茶飲用。

**功效：**

滋補肝腎，抗疲勞，保護眼睛。

# 飲酒頻繁者，家中常備葛花解酒茶

適量飲酒，能活血化瘀，促進新陳代謝。但是，如果經常應酬，過量飲酒，不僅會導致嘔吐、頭痛、胸悶等不適，還會給肝腎帶來傷害。

## ◎葛花解酒茶解酒防頭痛

對於喝醉酒的人來說，最重要的事情就是解酒，儘快清醒過來。解酒就是要讓酒精儘快地代謝掉，減少其對身體的傷害。在解酒方面，葛花的功效是不容忽視的。

### 🍵 葛花解酒茶

**成分：**

葛花 15 克，白豆蔻、砂仁、青皮、澤瀉、豬苓、橘皮各 6 克。

**用法：**

研末混勻，分成 5 份，裝入茶包，每次取 1 包，沸水沖泡，代茶頻飲。

**功效：**

解酒醒脾，可用於緩解酒後胸腹悶痛、嘔吐、頭痛等症。

這款茶以葛花為主，葛花有解酒醒脾的作用，常用於酒後發熱、煩渴、

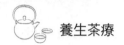 

食欲不振、嘔吐、頭痛等症。白豆蔻氣味芳香，具有化濕行氣、溫中止嘔的功效，對醉酒引起的嘔吐、胸悶、泛酸有緩解作用。砂仁辛香，能行氣、和胃、醒脾，可用來緩解醉酒後胸腹悶痛、嘔吐等。青皮就是橘未成熟果實的果皮，有疏肝破氣、消積化滯的功效，醉酒後若感覺胸脅脹痛、腹脹、頭痛，都可以用青皮來調理。澤瀉、豬苓是健脾利濕的藥物，有助於脾運化水濕，促進酒精代謝，減少酒精對身體的傷害。

## ◎過量飲酒最傷肝腎

喝酒過量對肝、腎的傷害很大。酒精本身有毒，一旦進入人體就會快速進入血液中，隨著血液最先達到肝臟，而肝臟負責對酒精的解毒、排毒，人體若攝入過量的酒精，肝臟的疏泄功能就會受到影響，肝臟的負擔會越來越重，從而導致酒精性脂肪肝，若不能及時治療，有可能會轉化為肝硬化和肝癌。

另外，肝腎同源，肝藏血，腎藏精，酗酒致肝受損之後必然會波及腎，嚴重的甚至會造成腎功能衰竭。所以，經常應酬的人平時一定要注意保護肝腎，多吃枸杞子、山藥、栗子、核桃等滋補肝腎的食物。

## ◎要避免的幾種喝酒習慣

飲酒時，一些小細節會增加酒精對身體的傷害，要注意避免：

空腹飲酒。古語有言：「空腹盛怒，切勿飲酒。」空腹飲酒，腸胃裡沒有食物，酒精會迅速被吸收。經常應酬的人，在飲酒之前不妨吃些菜或水果。

飲酒時吸煙。飲酒和吸煙都傷肝腎，而且香煙中的尼古丁能暫時延緩醉酒，使人在不知不覺中增加飲酒量。

一口悶。喝酒過快，身體在短時間內攝入大量的酒精，對腸胃、肝腎的傷害是非常大的。

# 常用電腦，喝菊花枸杞茶清肝明目防輻射

電腦給人們帶來了工作、學習、生活上的種種方便，但隨著也帶來了危害，例如長期面對電腦，電腦螢幕的亮光會傷害眼睛，使人視力疲勞、視力下降、眼睛乾澀疼痛等；電腦產生的靜電會吸附大量懸浮的灰塵，使得面部皮膚受到刺激，會出現過敏起疹子等現象。

對於電腦帶來的這些危害，除了儘量減少用電腦的時間外，平時要多喝些具有清肝明目、增強免疫力、防輻射作用的茶。

> ## ☕ 菊花枸杞茶
>
> **成分**：菊花 5 朵，枸杞子 5 克。
> **用法**：將菊花和枸杞子一同放入茶杯中，用沸水沖泡。不
> 　　　　拘時代茶飲用。
> **功效**：清肝明目，增強免疫力。

菊花、枸杞子都具有補肝的作用，其中菊花清肝火、明目，能緩解視力疲勞、眼睛乾澀疼痛等；枸杞子滋補肝腎，腎為先天之本，肝腎健運，人的免疫力就會提高，有助於抵擋電腦輻射帶來的危害。另外，菊花還有清熱解毒的功效，能幫助人體排毒，使身體內環境更加清潔，這對增強抗病能力大有好處。

長時間盯電腦，不僅眼睛乾澀，也容易煩躁，所以不妨準備一些茉莉花茶、枸杞子等材料，工作空檔泡一杯飲，既能補水，又可清心除煩養眼。

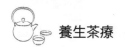 

## 茉莉枸杞茶

**成分**：茉莉花茶 5 克，枸杞子 10 粒，冰糖適量。

**用法**：將茉莉花茶、枸杞子、冰糖一起放入杯中，沖入適量沸水，加蓋悶泡 5 分鐘左右。代茶飲用，每日 1 劑。

**功效**：清肝明目，袪風燥濕，降火解毒，清新除煩。

在飲用茉莉枸杞茶之前，可先聞茶香，讓茶的芳香隨著水的霧氣緩緩飄向眼睛，能改善眼睛乾澀、紅腫的症狀。聞茶香之後，再慢慢品茶，品茶的時候眼睛放鬆，暫時離開電腦，眺望遠方或者閉目養神都能讓眼睛得到休息。

枸杞子以養肝明目著稱，宋代詩人陸游曾作詩「雪霽茅堂鐘磬清，晨齋枸杞一杯羹」。茉莉花茶與枸杞子配合，不但能清熱燥濕，清肝火，消除眼睛紅腫、疼痛，而且還能抗氧化、防輻射、美容養顏。

### 養生小常識

#### 用過電腦，記得要洗臉

電腦螢幕表面存在著大量靜電，其積聚的灰塵可被轉射到臉部等皮膚裸露處，時間長了，易發生斑疹、色素沉著，嚴重者甚至會引起皮膚病變，所以用過電腦記得要洗臉。

# 第四章

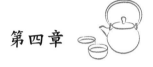

## 喝出平衡體質的養生茶

　　世界上沒有兩片完全相同的樹葉，人的體質也各不相同。體質不同，臟腑功能和機體表現也會有所不同，如有的人體質偏熱，容易上火，而有的人體質偏寒，夏天也手腳冰涼怕冷；有的人氣虛，經常疲乏無力，而有的人血虛，常面色蒼白。只有根據自身的體質特點來養生，才能揚長避短，讓身體保持健康平衡。

# 潮熱盜汗，陰虛體質多喝桑葚蜜茶

中醫裡講究和諧，也就是陰陽平衡。人體就像一個天平，陰陽就是天平上的兩個砝碼，一左一右相互制約，只有重量相當，人體這個天平才能平衡。如果陰陽失調，平衡被打破，人就會表現出各種症狀。如潮熱盜汗、上火、抑鬱不舒等，這些雖然不是疾病，但若不加以調理，發展下去還是會引起各種疾病。陰虛就是最常見的一種，所謂陰虛，就是人體津液不足、陽氣相對亢盛的一種狀態。

## ◎陰虛的人常潮熱盜汗

陰虛體質的人看上去很健康，精力旺盛，其實這是虛假繁榮的陰虛火旺症狀。那什麼是陰虛火旺呢？舉個簡單的例子，燒水時忘記了時間，水壺裡的水已經被燒得只剩一點兒了，而下面的火仍然很大。水壺裡的水就類似於身體裡的津液，津液屬陰；火就是身體裡的陽氣。

人體裡的「水」「火」相互制約，保持平衡，身體才健康。如果「水」少了，就不能抑制「火」。「火」有溫煦的作用，適當的「火」可使身體溫暖、臟腑功能正常，但如果「火」過大，人體就會出現熱象，最明顯的表現就是潮熱。另外，《醫略六書》中說：「盜汗屬陰虛，陰虛則陽必湊之，陽蒸陰分，津液越出，而為盜汗也。」意思就是說，陰虛火旺，陽氣就會「薰蒸」身體，使身體裡的津液排出體外，其表現就是盜汗。

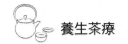 

# 桑葚蜜茶補肝益腎、養陰清熱

陰虛體質的人要想改善潮熱盜汗的症狀，需要做到兩點：一是養陰，補足身體的津液，使陰陽平衡，從而避免火氣「燻烤」身體而出汗的現象；二是清熱，將身體裡的多餘的火降下來，潮熱的症狀自然就得到緩解了。桑葚是養陰清熱的良藥，陰虛體質的人經常食用，或者用桑葚幹品泡茶飲用，有助於改善體質。

桑葚有清熱生津、補血潤燥的功效，適用於肝腎陰虛所致的眩暈耳鳴、少白頭、便秘，心陰虛所致的失眠、多夢、健忘，以及津傷口渴、腸燥便秘、盜汗、潮熱等症。

中醫認為「寒者熱之，熱者寒之」。體質虛寒就需要用溫熱的食物或藥物來調理；體質偏熱，經常上火，就需要用寒性的食物或藥物來袪火。桑葚性寒，寒能清熱，改善陰虛火旺所致的上火症狀；味甘酸，可生津養陰。

### 桑葚蜜茶

**成分：**

鮮桑葚 60 克，蜂蜜 20~30 克。

**用法：**

將鮮桑葚搗碎後放入茶杯中，沖入適量沸水悶泡 10分鐘左右，晾溫後加蜂蜜調味即可飲用。每日 1 劑，不拘時飲用。

**功效：**

補肝益腎，養陰清熱，適用于陰虛火旺所致的便秘、心煩、失眠、頭暈等症。

蜂蜜自古就是滋陰潤燥的佳品，每天早晚喝一杯蜂蜜水，可滋潤肺臟、腸胃，預防肺燥咳嗽、腸燥便秘等症。將蜂蜜與桑葚搭配泡茶，對人體的臟腑有很好的滋潤作用。身體得到足夠的水分滋潤，津液慢慢充盈，就能抑制住火氣，使陰陽平衡，潮熱盜汗的現象就不會再有了。

### ◎百變桑葚蜜茶，輕鬆應對各種陰虛

中醫用藥是靈活多變的，藥方裡增加或減少一味藥材，所起到的功效就會大相徑庭。養生茶也是如此。各臟腑陰虛所表現的症狀各不相同，可有針對性地在桑葚蜜茶中添加適當的茶材，以最大限度地發揮藥效。

地骨皮具有清熱、涼血、潤肺的功效，肺陰虛者可將地骨皮與桑葚一起泡茶，再加蜂蜜調味，可改善潮熱盜汗、肺熱咳喘等症。

麥冬、沙參是滋養心陰的良藥，心陰虛的人可在桑葚蜜茶中加入麥冬或沙

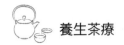

參藥汁，以改善失眠、多夢、五心煩熱等症狀。

桑葚本身就具有滋補肝腎的功效，若搭配枸杞子一起泡茶，調補肝腎的效果更顯著。

脾胃陰虛者可在桑葚蜜茶裡滴入檸檬汁，有助於養陰生津，改善口乾舌燥、消化不良、腸燥便秘等症。

## ◎各種陰虛的特徵

陰虛體質的人除了容易上火，出現潮熱盜汗的現象之外，不同臟腑陰液不足，所表現出來的症狀也不一樣：

‧**肺陰虛**　肺陰虛多由久咳傷陰或熱病後期陰津損傷導致，常伴有乾咳、少痰的症狀。

‧**心陰虛**　心陰虛的人因為陰液不足以潤養於心，而出現虛熱內擾的症狀，主要表現為盜汗、虛寒、手足心熱、口乾咽燥、心煩失眠等。

‧**腎陰虛**　腎陰虛的人因為腎精虧虛而出現腰酸背痛、眩暈耳鳴、咽乾口渴等症狀。男性腎陰虛會遺精，女性腎陰虛則會出現月經量少、閉經等症。

‧**肝陰虛**　肝陰不足的人常感覺頭暈眼花、眼睛乾澀、胸脅灼痛，情緒也會受到影響，變得急躁易怒。

‧**脾胃陰虛**　脾胃陰虛的人最典型的症狀就是胃火旺，吃了東西很快就餓了，怎麼都吃不胖，常伴有大便乾結、口瘡潰瘍、口乾舌燥等症狀。


# 畏寒怕冷，陽虛體質多喝核桃紅棗茶

《黃帝內經》中說：「陽氣者，精則養神，柔則養筋。」意思是說，陽氣

的鼓舞使人精神煥發，陽氣的溫煦使人關節柔韌。陽氣是生命活動的動力，充足而適量的陽氣能幫助人體維持體溫、產生能量、促進廢棄物的排泄，並起到鼓舞生機的作用。

前面說到，健康就是人體處於一種平衡狀態，充足的陽氣固然好，但如果過盛，就容易造成上火，相反，陽氣不足也不行。「陽虛則外寒」，身體裡陽氣不足，人就會畏寒怕冷，尤其是四肢、背部及腹部特別怕冷，這是陽虛體質最明顯的一個表現。

## ◎陽虛體質的主要特徵

畏寒怕冷是陽虛體質最典型的症狀。陽虛體質的人在夏天時不敢吹空調，一吹就手腳冰涼；冬天的時候常常手冷過肘、足冷過膝。

陽虛體質的人還經常腹瀉，尤其是一吃涼的食物腸胃就難受。

腎是先天之本，是人體陽氣的根本，「腎其華在髮」，所以腎陽虛的人多頭髮稀疏、腰膝酸軟、腿腳水腫、性欲減退。男性腎陽虛則陽痿，女性腎陽虛則白帶偏多、月經延後或者一受涼就痛經。

腎陽虛衰不能溫陽脾陽，可導致脾腎陽虛，出現肥胖、水腫、精神疲憊、氣短乏力、腹脹、夜尿頻繁、自汗氣喘等症。

## ◎核桃紅棗茶溫補腎陽、強健脾陽

中醫認為，腎為先天之本，脾為後天之本。脾胃就像灶臺上的鍋，腎陽就是鍋下的火，如果火力不夠，就不能將鍋裡的食物煮熟，不能將鍋裡的水燒開。所以陽虛體質者調養的關鍵在於溫補腎陽，兼顧強健脾陽。

食物就是最好的醫藥，日常生活中的食物就能幫助我們補益身體，如核桃補腎壯陽，紅棗益氣健脾。

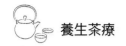 

## 核桃紅棗茶

**成分：**

核桃仁 5 個，紅棗 2 顆，桂圓 2 枚，紅茶 3 克。

**用法：**

將核桃仁、紅棗（掰開去核）、桂圓、紅茶一起放入砂鍋中，加入 3 碗水煮成 2 碗水，濾渣取汁。代茶溫飲，每日 1 劑。

**功效：**

溫補脾腎，潤燥通便，益氣養血，適用于陽虛引起的手腳冰涼、畏寒怕冷、消化不良、便秘，以及氣虛所致的氣短乏力、精神疲憊等症。

核桃有補腎固精、溫肺定喘、潤腸通便的功效，常用于腎陽虛、肺虛、腸燥之症。核桃還含有豐富的微量元素，可強健大腦，補虛強身，提高免疫力，男女老少食用皆宜。

紅棗具有滋陰補陽、益氣健脾、養血安神等功效，是很好的補益品，經常食用紅棗有助於調理身體虛弱、神經衰弱、脾胃不和、消化不良等症，民間還有「日食三顆棗，百歲不顯老」的說法。

這款茶裡除了溫補脾腎、益氣健脾的核桃、紅棗，還加入了桂圓和紅茶。其中，桂圓也叫龍眼，具有補血安神的作用；紅茶性溫，有暖身驅寒的功效。

這兩味茶材的加入，使得這款養生茶氣血、陰陽同補，暖身驅寒效果更佳，非常適合陽虛體質者日常調理飲用。

經常手腳冰涼、怕冷的女性冬天的時候飲用這款茶，能改善上述症狀，並

且可起到補血養顏的作用，使皮膚變得紅潤水靈。

## ◎寒從口入，陽虛的人要避免寒涼食物

夏季天氣炎熱，很多人貪涼喝冷飲，吃冰粥、涼菜、水果沙拉等寒涼食物，雖然消暑除熱，讓人覺得清涼，但實際上是將寒氣吃進身體裡，使陽氣受到損耗。

中醫裡說：「寒為陰邪，易傷陽氣。」身體保持溫暖，靠的就是陽氣的溫煦作用。當外界的氣溫變低，或者是吃進寒涼食物時，身體為了保持正常的溫度，就會自動透支一部分陽氣來抵禦寒邪。陽虛體質的人吃寒涼食物，無疑是給身體雪上加霜。

陽虛體質的人平時宜適當多吃溫熱性質的食物，以補充陽氣，袪除寒邪。核桃、韭菜、山藥、羊肉、牛肉、雞肉等都是性質溫熱的食物，小茴香、花椒、辣椒、桂皮、生薑、蔥等調料也有助於補充陽氣，可以在做菜的時候適當添加。

## ◎溫敷肚臍，補陽氣、袪寒邪

除了注意飲食，生活中的一些小細節也能幫助陽虛體質的人補充陽氣，改善體質，如溫敷肚臍。肚臍是人體較為特殊的部位，肚臍部位的皮膚很薄，皮膚下面沒有肌肉和脂肪組織，而且血管豐富，十分敏感，最容易著涼。很多女性夏天的時候喜歡穿露臍裝，吹空調時寒氣就會從肚臍鑽進身體裡，造成腹瀉、腹痛、痛經等不適。所以，平時我們要注意肚臍部位的保暖。

寒氣可以利用肚臍入侵人體，同樣我們也可以利用肚臍來趕走身體裡的寒氣。方法很簡單：將小茴香或附子炒熱，放入乾淨的布袋裡，用毛巾包好，試好溫度，然後溫敷肚臍。也可以用熱水袋、暖暖包等來溫敷肚臍，溫敷的時候

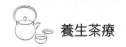

要注意溫度，以感覺溫熱舒適為宜，要避免溫度過高燙傷皮膚。

肚臍就是中醫經絡學上所說的神闕穴，是人體唯一可用手觸摸、用眼看到的穴位，中醫裡稱之為「元神之門戶」，有培元固本、調和腸胃的作用。經常溫敷，可使身體陽氣逐漸升起來，從而起到溫陽散寒的作用。

# 蒼白乏力，氣虛體質多喝黃芪紅棗茶

氣是構成人體的最基本物質，人的呼吸、心跳、脈搏、吸收、說話、行走等生命活動都需要氣的推動。如果一身之氣不足，人體的生理功能就會下降，體力和精力都明顯感到缺乏，稍微活動一下或者工作、運動時間稍長就覺得疲勞乏力，這就是氣虛的表現，經常有這種症狀表現的人就屬氣虛體質。

## ◎氣虛體質的人常蒼白乏力

氣虛體質的人有一個典型的特點，就是面色、唇色蒼白，身體總是感覺疲乏無力。「氣為血之帥」，血的生成和運行需要氣的推動，身體氣虛則血不足，無法濡潤皮膚，於是人就會顯得臉色蒼白；肌肉、四肢失於氣血濡養，則鬆弛無力；臟腑得到不到足夠的動力和滋養，也會功能低下，使人倦怠。如果一個人看起來臉色差，唇色淡白，長色斑，而且常覺得累，只想躺在沙發裡，像麵條一樣軟軟的沒有力氣，則是氣虛的表現，需要補氣了。

## ◎常喝黃芪紅棗茶，潤顏色、增體力

氣虛體質的人要想改善蒼白乏力的症狀，應以補氣為主，兼顧補血，可適量飲用黃芪紅棗茶（芪音齊，同「黃耆」）。

## 黃芪紅棗茶

**成分：**

生黃芪 15 克，紅棗 6 枚。

**用法：**

黃芪、紅棗洗淨，加適量水煎煮 30 分鐘後代茶飲用。每日 1 劑。

**功效：**

補氣升陽，健脾養血，固表止汗，適用於氣虛所致的面色蒼白、疲乏無力、聲音低下、經常出冷汗、水腫等症。

這款養生茶看起來很簡單，但補氣養血的功效卻不簡單。

黃芪是性質溫和的補氣藥，性溫，入肺經，具有補中益氣、升陽固表等功效。民間有「常喝黃芪湯，防病保健康」的說法，意思是用黃芪泡水當茶喝，具有良好的防病保健作用，有助於改善氣虛和貧血，增強體質，延年益壽。

紅棗自古就是女性補氣養血的常用品，經常吃紅棗能起到補中益氣、養血安神、健脾和胃等功效，適用於氣血不足、倦怠乏力、失眠多夢、面色蒼白、貧血頭暈等症。紅棗的食用方法有很多，可以用來泡茶喝，還可以用來燉湯、煮粥。

黃芪紅棗茶是一個基本的補氣茶方，我們用的時候，還可以根據氣虛的部位靈活添加適合的茶材，例如心氣虛的人可增加五味子、桂圓、甘草；肝氣虛的人可加枸杞子；腎氣虛的人可加核桃、杜仲等。

## ◎氣虛體質的人總是容易感冒

氣虛體質的人除了蒼白乏力，還有一個特點，就是容易感冒。中醫認為，

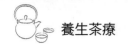 

氣具有衛固體表的作用，如果氣少了，人的力量就會減弱，聲音也會變得低微，身體也沒有力氣；氣虛不能衛固，出汗就會增多，也更容易受風寒侵襲而患上感冒。

勞則耗氣，氣虛體質的人預防感冒，要避免劇烈運動，尤其在運動後出汗，又被風吹到，很容易感冒，消耗元氣。如果感冒了，則要補氣固氣。玉屏風散是許多中醫典籍中首推的補氣方劑，可以適當服用。藥房裡就有賣，不過也不要盲目服用，可以先請中醫診斷一下，確實需要再服用。

也可以用原藥材泡茶用：取防風 30 克、黃芪 60 克、白朮（音竹）60 克，搗碎混勻，每9克裝一個茶包，每次取一包，與紅棗5枚一起泡茶飲用。

黃芪益氣固表，白朮健脾止汗，防風祛風解表，所以容易感冒的人也可以適當飲用這款茶。

## ◎五臟氣虛的表現與養生茶飲

五臟的功能離不開氣的推動，若某一髒的氣不足則會有相應的表現，調補時應根據具體情況分別調理。

### 養生小常識

**氣虛體質與陽虛體質的不同**

氣虛體質和陽虛體質比較相近，從性質上來說，都屬於虛性體質。不同的是，陽虛體質以陽氣虛，身體缺乏溫煦而胃寒怕冷為主；氣虛體質雖然也有陽虛的傾向，但主要表現是臟腑功能低下，最明顯的是肺臟、脾臟功能弱，使人出現氣短乏力、面色蒼白等症狀。

| 氣虛部位 | 症狀表現 | 養生茶飲推薦 |
| --- | --- | --- |
| 心氣虛 | 臉色蒼白或萎黃，心悸、失眠、多夢、頭暈、健忘、精神疲倦、腹脹、便秘等 | **桂圓紅棗茶**<br><br>桂圓肉 15 克，紅棗 5 枚。桂圓肉、紅棗加 3 碗水煎成 2 碗水，代茶飲用。每日 1 劑。 |
| 脾氣虛 | 唇色淡白、肌肉鬆軟、四肢無力、身體疲乏、食欲不振、消化不良等 | **黨參紅棗茶**<br><br>黨參 20 克，紅棗 10 枚，紅茶 3 克。將黨參、紅棗洗淨，加水煎煮 5 分鐘，取汁泡茶飲用。每日 1 劑。 |
| 肺氣虛 | 胸悶、咳嗽、氣短、乏力、鼻塞流涕、憂鬱、煩躁、皮膚粗糙、水腫等 | **人參胡桃茶**<br><br>人參 6 克，胡桃 30 克，五味子 3 克，生薑 2 片。將上述藥物加 3 碗水煎成 2碗水，代茶飲用。每日 1 劑。<br>**禁忌：**這款茶補益效果顯著，體質偏熱、陰虛火旺的人不宜飲用。 |
| 肝氣虛 | 頭暈目眩、視物昏花、面色萎黃、失眠多夢、疲乏無力等 | **黃芪枸杞菊花茶**<br><br>菊花 10 克，枸杞子 10 克，黃芪 15 克。將菊花、枸杞子、黃芪放入茶杯中，沖入沸水悶泡 15~20 分鐘，代茶飲用。每日 1 劑。 |

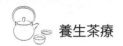 

| 氣虛部位 | 症狀表現 | 養生茶飲推薦 |
|---|---|---|
| 腎氣虛 | 腰膝酸軟無力、頭髮枯萎沒有光澤、脫髮、掉髮、水腫、尿頻等 | **菟絲子茶**<br>菟絲子 10 克，紅糖適量。菟絲子洗淨，加 3 碗水煎至 2 碗水，濾渣取汁，調入紅糖後飲用。每日 1 劑。 |

# 春夏秋冬怎樣補氣

### 1. 春多吃甘平食物

　　春天乍暖還寒，忽冷忽熱的氣候常會使氣虛體質的人患上感冒。春天時，氣虛體質者宜多吃粳米、糯米、牛肉、鯉魚、豬肺等甘平或甘溫食物，以養肺氣，提高抵抗力。

### 2. 夏要健脾養胃、養陰生津

　　夏天人體功能活動達到強盛狀態，新陳代謝最為旺盛，所以能量消耗也達到巔峰，這意味著人體需要的營養物質也隨之增加。但氣虛體質的人大多脾胃虛弱，常胃口差、消化不良。另外，夏天炎熱的天氣使人出汗多，既耗氣又損津液，加重氣虛，導致疲倦乏力、虛寒口渴、胸悶心悸等症狀。因此，氣虛體質的人在夏季需注重健脾養胃，飲食宜清淡、鬆軟、易消化，避免食用油膩厚味的煎炸食物，少吃冷飲、涼菜、冰粥等寒涼食物，同時要多吃養陰生津的食物，如楊梅、鴨肉、蘆筍、豆腐、芹菜等。

## 3. 秋宜多吃甘平或甘溫的補氣食物

秋季主燥，最易損傷肺氣。氣虛體質者秋天的時候要注意養肺氣，多吃豇豆、山藥、黃鱔、南瓜、花生、栗子、南瓜、蘋果等甘平或甘溫的食物。生冷食物損陽耗氣，辛辣油膩食品可加重燥氣，氣虛體質者應避免食用。

## 4. 冬以補腎氣為主

冬季天氣乾燥寒冷，易損傷陽氣，而陽氣虛弱往往伴隨一定的氣虛。中醫裡講究冬藏，意思是人到了冬天應該順應自然養精蓄銳、休養生息，氣虛體質的人在冬天主要表現為腎氣不足，因而冬天時養生應以補腎為主。核桃、鵪鶉、羊肉、山藥、栗子等食物有溫補腎氣的作用，冬天時宜適量食用。

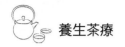
# 長痘口臭，濕熱體質多喝荷葉薏仁茶

夏季降雨豐富，空氣濕氣大，再加上高溫，使人們覺得又悶又熱，就像在蒸籠裡一樣，這樣的天氣好像在做三溫暖。濕熱體質就像做三溫暖，內環境不清潔，又濕又熱。

## ◎濕熱體質的人常長痘、口臭

很多人過了青春期仍然痘痘不斷，背後、臀部也起小瘤腫，用了很多「戰痘」療法，但經常是舊痘下去、新痘又起，而且頭髮、臉上經常油膩膩的，人也覺得不清爽。這是因為臟腑功能失調，濕熱在體內作亂造成的。簡單來說，脾主運化，如果脾的功能失常，水濕就無法正常代謝，久積遇熱就會形成濕熱並蓄積於脾中，再加上胃不降濁，濕熱之毒就會上升至頭面，以痘痘的形式表現出來。

濕屬於陰，熱屬於陽，濕熱融合在一起本身就是一對矛盾，是要打架的。濕、熱主要傷害的部位是脾胃，「脾開竅於口」，脾和口的功能是統一協調的，所以脾胃濕熱的人常會有口臭、口乾等症狀。

對於經常長痘痘、有口臭的人來說，不僅要清熱祛火，還要祛除水濕，才能改善體質，從根本上除痘、祛口臭。

## ◎荷葉薏仁茶，祛濕除熱一身輕

日常生活中有很多食物都具有清熱祛濕的功效，只要搭配得當，正確使用，就有助於改善體質，去掉痘痘，讓口氣變得清新，如荷葉薏仁茶。

## 荷葉薏仁茶

**成分：**

乾荷葉、薏仁各適量。

**用法：**

將乾荷葉、薏仁研成粉末，每次取 10~15 克，用適量沸水沖泡 5 分鐘後飲用。每日 1~2 劑。

**功效：**

清熱除濕，芳香理氣，適用於濕熱引起的口臭、口瘡、便秘、痤瘡（痘痘）、皮膚油膩、食欲不振、消化不良等症。

荷葉是清熱解暑、生津止渴的良藥，夏季天氣炎熱，用荷葉煮粥、泡茶、熬湯，都有助於祛暑除煩、生津止渴。荷葉芳香清新，用荷葉泡茶飲用還能清新口氣，祛除口臭。也可以直接生嚼荷葉，讓口腔裡彌漫荷葉的清香。

薏仁是健脾除濕的常用品，且其性質偏涼，涼能清熱，與荷葉一起搭配泡茶，堅持飲用，可清熱除濕，改善濕熱體質。

在這款茶裡，荷葉和薏仁的量要具體情況具體分析。濕、熱本身是一對矛盾，兩者的地位是會發生變化的：如果濕氣重，則薏仁的用量要多一些；如果熱重，就增加荷葉的用量；如果兩者勢均力敵，荷葉與薏仁的用量則為1：1。

## ◎濕熱停滯部位不同，調養方法也各異

濕熱比較隨性，它停留在哪個部位，哪個部位就會出現相應的麻煩，如濕熱停留在關節筋脈，就會出現局部腫痛；如果停留在肝膽，就會出現肝區脹痛

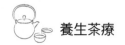
或者是皮膚、眼睛發黃；如果停留在大腸，就會出現腹痛、腹瀉等。所以，祛濕除熱也要結合自身情況，以選擇合適的養生茶飲，這樣才能真正發揮祛濕熱的功效。

• **脾胃濕熱**

　　**症狀分析**：中醫裡將脾胃濕熱稱為中焦濕熱，是指濕熱蘊結脾胃，脾胃運化受阻，從而出現腹脹、身體沉重倦怠、大便溏泄、口臭口苦、口渴而不愛喝水、尿少發黃等症狀。

　　**調養重點**：清熱化濕，理氣和中。

## 甘草茶

**成分：**
炙甘草 5~10 克，綠茶 3 克。

**用法：**
炙甘草碾成粗末，與綠茶一起放入茶杯中，沖入適量沸水，加蓋悶泡 10 分鐘左右。每日 1 劑，代茶飲。

**功效：**
益氣健脾，清熱解毒，助五臟除濕。

• **肝經濕熱**

　　**症狀分析**：肝經濕熱是指濕熱蘊藉於肝及其經脈，並循經下注，導致脅肋脹痛、黃疸、小便發黃、低熱、口苦、食欲不振、腹脹、噁心嘔吐等症。男性

還常有陰囊濕疹或睾丸腫脹熱痛，女性則表現為白帶發黃、有異味，外陰瘙癢等症。

調養重點：瀉肝、清熱、除濕。

☕ **茵陳梔子茶**

**成分：**
茵陳 18 克，梔子 9 克。

**用法：**
將茵陳、梔子用適量冷水浸泡 15 分鐘，然後連水入鍋，用大火煮沸後轉小火煎 5 分鐘，去渣取汁服用。每日 1 劑。

**功效：**
泄熱利濕，退黃解毒，適用於肝經濕熱所致的黃疸、煩躁不安、口渴胸悶、食欲不振等症。

• **腸道濕熱**

症狀分析：濕熱內蘊，阻滯腸道，導致腹痛、腹瀉、肛門灼熱、身熱、口渴、小便短黃、大便黏滯等症。

調養重點：養陰排毒，清除濕熱。

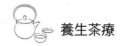 

## 知母茶

**成分：**

知母 5 克，茉莉花茶 3 克。

**用法：**

將知母用 250 毫升水煎沸後，沖泡茉莉花茶 5 分鐘即可。

每日 1 劑，代茶飲用。

**功效：**

清熱除濕。

• **心經濕熱**

**症狀分析**：濕熱蘊藉體內，可漸漸釀成痰濁，沿著心包經循行，並蒙蔽心包經，影響心臟功能的正常發揮，導致心煩、心悸、自汗、盜汗、失眠、多夢、健忘、神經衰弱等症。

**調養重點**：養心，除濕熱。

## 黃連烏梅茶

**成分：**

黃連 1 克，烏梅 2 枚，綠茶 3 克。

**用法：**

黃連、烏梅加適量水煎湯，以湯泡綠茶 5 分鐘。每日 1 劑，代茶飲用。

**功效：**

清熱除煩，適用於心火熱盛、心煩失眠、口舌生瘡者。

• **膀胱濕熱**

**症狀分析**：飲食不節、苦味太重使脾胃生濕熱，濕熱隨小腸下注至膀胱，可導致尿頻、尿急、尿道澀痛等症狀。

**調養重點**：清熱、利尿、除濕。

## 車前竹葉甘草茶

**成分：**

車前草 10 克，乾竹葉 4 克，生甘草 4 克。

**用法：**

將所有藥物放入鍋中，加入適量水煎煮 30 分鐘，取汁，代茶飲用，每日 1 劑。

**功效：**

清熱利尿，通利下焦，適用於尿道感染、尿道赤痛者。

• **肺部濕熱**

**症狀分析**：中醫認為，「肺胃水之上源」「溫邪上受，首犯肺」。溫邪犯肺，肺中濕與外熱勾結成濕熱，可導致呼吸功能減弱，出現胸悶、腹脹、倦怠乏力、聲音低怯、氣虛咳喘等症。

**調養重點**：清瀉肺熱。

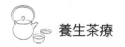

## 茅根白糖飲

**成分：**

白茅根 20 克，白糖適量。

**用法：**

白茅根加 800 毫升左右水煎至白茅根下沉於水，去渣取汁，加白糖拌勻。每日 1 劑，代茶飲用。

**功效：**

清熱解毒，利尿除濕，適用於肺熱咳嗽、熱病煩渴、小便不利、胃熱嘔逆等症。

養生小常識

### 濕熱體質與痰濕體質的區別

濕熱體質和痰濕體質有不少相似的症狀，如皮膚油膩、身體困重倦怠、小便短赤、喜歡吃肥甘厚味食物等。但是，兩者也有區別：濕熱體質的人偏胖或消瘦，而痰濕體質的人多體形肥胖，腹部肥滿鬆軟，且多汗；濕熱體質的人情緒不穩定，容易急躁，而痰濕體質的人性格偏溫和、穩重；痰濕體質的人比濕熱體質的人痰多等。

# 虛胖犯困，痰濕體質多喝荷葉山楂茶

痰濕體質是一種常見的體質類型，由痰濕長期停積于體內而形成。痰濕中的「痰」包括呼吸道排出的痰液，以及因水液代謝過程不通暢產生的廢物。「痰生百病」，當這些廢物隨著氣血的運行流竄至全身時，可引起多種疾病。

## ◎「肥人多痰濕」，痰濕體質者多虛胖發困

痰濕體質的發生多與飲食不節有關。比如多飲多食，會導致脾的運化功能下降，而使水濕內阻，水穀精微超過了機體生理的需求，會滯留體內，聚為痰濕，痰濕阻留肌膚組織之間，就會使人漸漸變得肥胖。而且這種肥胖，看起來大腹便便、肌肉鬆軟，屬於虛胖。

痰濕停滯在頭部，可導致精神困倦、頭腦昏沉、精神不振等症狀，所以痰濕體質的人特別容易犯困，到哪兒都容易打瞌睡，而且喉嚨老是有痰。

此外，痰濕體質的人還表現為面色青白，沒有光澤，經常手腳冰涼，容易出汗，大便次數多、不成形，早晨大便急，喝涼水、冷飲後胃痛、腹痛等。

## ◎荷葉山楂茶，降脂提神、化痰排毒

痰濕體質的某些表現與痰濁有著密切的關係。痰濁是津液運化過程中產生的病理產物，日積月累可導致血脈堵塞，影響氣血的運行。因此痰濕體質者調養重點在於通氣血、祛痰濕。另外，脾胃為生痰之源，所以痰濕體質者還要注意健脾胃。這類體質的人可以經常喝點兒荷葉山楂茶。

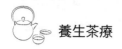 

## 荷葉山楂茶

**成分：**

乾荷葉 10 克，山楂 25 克，陳皮 15 克。

**用法：**

1. 乾荷葉撕成碎片，陳皮切成絲。

2. 全部原料等分成 4 份，分別裝入 4 個茶包袋。

3. 每次取 1 袋，沸水沖泡，燜 15 分鐘後飲用，可以反覆沖泡。代茶飲用，每日 2 次。

**功效：**

降脂減肥，理氣寬中，提神醒腦，化痰化瘀，適用於痰濕型肥胖、頭暈、犯困等症。

這款茶由荷葉、山楂、陳皮組成，組方雖然簡單，但每一味藥都有著重要的作用：山楂味微酸澀，是健脾開胃、消食化滯、活血化瘀的良藥；荷葉芳香清涼，具有清熱提神、涼血化瘀的功效；陳皮可理氣健脾、燥濕化痰。

這三味藥配伍，可強健脾胃，提高脾運化水濕的功能，還能祛除身體痰濁，通暢氣血，降低血脂，排毒減肥。

# 皮膚晦暗長斑，血瘀體質多喝芎歸茶

現在有很多女孩子很苦惱，年紀輕輕，而且工作也不是很累，但臉色看起來卻比較晦暗，兩頰上已經長起了黃褐斑，皮膚看起來也很粗糙。用了很多美白祛斑的產品，但黃色斑總是如影隨形，有的時候身上還莫名其妙地出現皮膚瘀青。

像這種情況，就是血瘀體質的典型表現。什麼是血瘀體質呢？血瘀體質是體內血液運行不暢或內出血不能消散而成瘀血內阻的一種體質。血瘀體質的人很難看到白白淨淨、清清爽爽的面容，除了上面說的容易長斑，面色晦暗，還常伴有唇色黯淡、眼睛混濁或有小血絲、容易脫髮、黑眼圈、長痤瘡。

## ◎芎歸茶活血養血，還你紅潤面色

血瘀體質者要使臉色紅潤、祛除斑點，最簡單的辦法就是活血化瘀，川芎、當歸都有行氣活血的作用，有助於改善血瘀體質。

川芎有「血中之氣藥」，其性溫，味辛，入肝、膽經，具有行氣活血、解鬱止痛的功效，常用於氣血運行不暢所致的月經不調、痛經、閉經、面色萎黃、色斑、偏頭痛等症。

當歸的功效與川芎相似，其性溫，味甘、辛，入肝、心、脾經，具有補血活血、調經止痛、潤腸通便的功效。

在養活活血的方劑中，川芎與當歸是「黃金搭檔」，它們常被用於氣血不足、氣血瘀滯等症的調養。這裡推薦一款芎歸茶，血瘀體質者可以經常飲用。

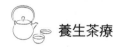 

## 芎歸茶

**成分：**

川芎 5 克，當歸 2 克。

**用法：**

將川芎、當歸放入砂鍋中，加適量水煎煮 30 分鐘，去渣取汁。每日 1 劑，代茶飲用。

**功效：**

活血祛瘀。

禁忌：陰虛火旺的人不宜飲用此茶。

### ◎情緒憂鬱傷氣血，芎歸茶里加一味玫瑰花

古人說：「七情內起之鬱，始而傷氣，繼必及血，終乃成勞。」意思是說憂鬱的情緒首先傷氣，進而傷血，最後累及到全身，導致疾病。長期情緒鬱悶，必然會導致氣的推動乏力，血流動緩慢。這就相當於馬達沒有「電」這個動力，就無法將「水」泵出去，這樣「水」只能附著在血管壁上，逐漸地，如同淤泥一般，越聚越多，最後阻塞經脈。

對於這種情況引起的血瘀，可在芎歸茶里加一味玫瑰花。玫瑰花也是活血祛瘀的良藥，而且有理氣解鬱的作用。血瘀體質者常飲，不但能改善體質，而且還能美容養顏，使面色變得紅潤、色斑減少。

中醫認為，「通則不痛，痛則不通」，血瘀體質的女性因為氣滯血瘀，常出現痛經的現象。對於血瘀引起的痛經，也可以用「芎歸茶 + 玫瑰花」進行調理，可在月經來潮前 1 個星期持續每天飲用，月經期間暫停飲用，一段時間後，能很好地改善痛經的問題。

# 憂鬱煩悶，氣鬱體質多喝柴胡玉竹飲

「氣」看不見摸不著，但人體生命活動卻離不開它，它就像流水一樣不停地在人體的經脈中迴圈流動。如果氣流動不順暢，就會形成氣鬱，使人覺得鬱悶、堵心。氣郁即中醫裡所說的氣機不暢，人體長期氣機不暢，可導致情緒不穩定、憂鬱、脆弱、敏感多疑的狀態，也就是氣鬱體質。

## ◎如何判斷自己是不是氣鬱體質

氣鬱體質最明顯的症狀就是心情煩悶、情緒憂愁低落。除此之外，氣鬱體質還表現為以下特點：

- 氣鬱者常會出現胸肋脹痛、咽喉梗阻、頭痛、頭暈等症狀。
- 氣鬱體質的人形體多消瘦或者偏胖，面色晦暗或萎黃。
- 平時情緒不穩定，容易急躁、激動。
- 女性氣鬱還可導致月經不調、經行不暢等。

## ◎改善氣鬱體質，重點在於疏肝氣、養肝血

中醫裡常說：「百病從氣生。」人體長期氣機不暢，可導致血液迴圈不暢，使身體各臟腑組織不能及時得到血的濡養而功能失常，免疫力降低，甚至受到傷害。

肝主疏泄，人體氣機的運行依靠肝的調節，氣鬱主要表現在肝經所經過的部位氣機不暢，所以又叫「肝氣鬱結」。肝臟為「將軍之官」，指揮全身的氣暢通無阻，這叫「疏泄條達」。肝血相對不足，就容易造成氣機阻滯。故而氣

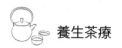 

鬱體質調養的重點在於疏肝理氣，保養肝血，使肝氣暢達、血不虧虛。

## ◎柴胡玉竹飲，疏肝理氣任逍遙

疏肝解鬱，柴胡很有效。中醫名方「逍遙丸」「柴胡疏肝散」裡，柴胡都是主角。它有疏肝解鬱的功效，對肝氣鬱結所致胸脅脹痛、月經不調都有效。此外，柴胡還是和解表裡的良藥，可治感冒發熱。這裡推薦一款疏肝理氣、改善氣鬱體質的柴胡玉竹飲。

### 柴胡玉竹飲

**成分：**

柴胡、玉竹、白茯苓各 10 克。

**用法：**

將柴胡、玉竹、白茯苓入鍋，加適量水煎 10 分鐘，取汁，代茶飲用，每日 1 劑。

**功效：**

理氣解鬱，疏肝健脾，適用於壓力大、情緒不佳、更年期肝氣鬱結所致的胸悶、易發脾氣等症。

玉竹、茯苓看似與氣鬱無關，但實際上它們對改善氣鬱有著很重要的作用。中醫裡說「久鬱化火」，是指長期肝鬱，氣機欠缺暢達，造成氣血瘀滯，久鬱而化火。火傷津，而玉竹具有養陰潤燥、生津止渴的功效。脾是氣血生化之源，肝血相對不足可影響氣機的暢達，茯苓祛濕而健脾。所以這三味藥一起泡茶，可疏肝健脾、調暢氣血、養陰生津。

# 容易過敏，特異體質多喝玉屏風茶

特異體質者是一類特殊的族群，他們接觸某些常見的東西就會發生過敏，例如有的人接觸到花粉會皮膚過敏，起紅疹子，而有的則會發生哮喘、鼻炎等病症。

## ◎特異體質的特徵和症狀

特異體質者以過敏反應為主要特徵，最常見的症狀有蕁麻疹、哮喘、咽癢、鼻塞、打噴嚏、流鼻涕等，且皮膚易出現抓痕。

特異體質者的體質相對較差，尤其是在春秋等容易引發過敏的季節，因環境變化或其他原因而誘發宿疾。

## ◎玉屏風茶疏風固表，提高抵抗力

中醫認為，人之所以會出現過敏現象，是因為肺、脾、腎等臟腑功能紊亂，導致邪氣聚集在體內，使機體的衛氣受損，免疫力下降，所以當身體接觸外界刺激性物質（過敏原）時，就會誘發鼻炎、皮膚癢、氣喘等病症。故特異體質者不僅要盡可能地避開過敏原，還要鞏固根本，益氣固表，提高對過敏原的抵抗力。黃芪、防風、白朮等中藥具有益氣固表、祛風散風的功效，有助於增強抵抗力，預防過敏。

黃芪是中醫裡經常用到的補氣藥物，具有很好的補氣固表作用。防風具有祛風解表、勝濕止痛的功效，常用於風疹瘙癢、風濕痹痛等症。白朮，《醫學啟源》說它能「除濕益燥，和中益氣」，有很好的補氣作用。

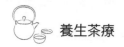
這三味藥物都有助於益氣固表、預防過敏，配伍（搭配）使用則成玉屏風茶，可幫助特異體質者改善體質。

## 玉屏風茶

**成分：**

防風 5 克，黃芪 5 克，白朮 3 克，綠茶 3 克。

**用法：**

防風、黃芪、白朮加 500 毫升水煎煮 5 分鐘，取藥汁沖泡綠茶。每日 1 劑。

**功效：**

疏風固表，適用於過敏引起的風疹、皮膚癢、鼻塞、鼻子發癢等症。

玉屏風茶實際上是在玉屏風散的基礎上，靈活運用而成的。玉屏風散由防風、黃芪、白朮組成，是中醫裡用於益氣固表的名方，常用來治療過敏性鼻炎、風疹等過敏症。

關於玉屏風散，中醫方劑裡有「玉屏組合少而精，芪朮防風鼎足行」之說，意思是玉屏風散藥味組成少而精，雖然只有三味藥物，但黃芪是健脾補氣藥的代表，于內可大補脾肺之氣，於外可固表止汗，是君藥；白朮則能健脾益氣，加強黃芪益氣固表的功能，為輔藥；防風還有一個異名叫「屏風」，可以解表祛風。

## ◎特異體質者的飲食宜忌

特異體質者宜常吃糙米、蜂蜜、紅棗、胡蘿蔔、金針菇等食物，這些食物

可為身體提供豐富的營養，有助於補氣，提高身體對過敏原的抵抗力。

少吃或不吃蠶豆、白扁豆、鯉魚、蝦、螃蟹、酒、辣椒、濃茶、咖啡等辛辣之品、腥膻發物及含致敏物質的食物，以免發生過敏反應。一些特異體質者對食物添加劑過敏，因而要少吃蜜餞等含有添加劑的食品。

中藥裡也有不少可引發過敏的藥物，如蒲公英、砂仁、金錢草等，特異體質者要避免服用。

## ◎特異體質常見的過敏原

生活中的一些過敏原容易誘發特異體質者過敏，特異體質者要儘量避免接觸這些過敏原。

常見的過敏原包括藏匿在床單、枕頭、地毯或窗簾上的塵蟎，花粉、柳絮、草籽，寵物的毛髮、皮屑，電腦、傳真機、電視等電器所散發的臭氧氣體，傢俱中的甲醛，藥物，牛奶、蠶豆、海鮮等食物。

養生小常識

### 發生過敏要及時就醫

中藥見效一般較慢，而過敏的發生大多起病急驟，上面提供的茶飲，僅作為預防和日常調理使用，想要快速起到抗過敏的作用是不現實的。所以當發生過敏時，正確的處理方式是先使用之前的藥物以緩解哮喘、皮膚發癢等症狀，然後及時就醫。

第五章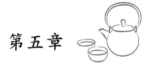

# 讓身體保持好狀態的滋補茶

　　不同的茶材、藥材配伍使用後，性質、功用都會發生變化，日常養生，我們要結合身體的需要、茶的功效，選擇適合自己的滋補茶，這樣才能在享受茶香的同時也為健康加分。

# 養肝補血──白芍當歸滋肝茶

人體是血肉之軀，離不開血的滋養，五臟六腑和各器官組織只有得到血的充分濡養，才能保持正常功能，使陰陽平衡，身體健康。

## ◎肝血不足，全身都受影響

肝開竅於目，視覺功能與肝血的濡養息息相關，如果肝血不足，則可導致視物模糊、視力減退，用眼過度還有可能導致夜盲症。

肝膽互為表裡，如果肝血不足，肝臟得不到足夠的濡養，則可影響肝功能的正常發揮，進而影響到膽汁的代謝，導致口苦。

《黃帝內經》中說：「肝者……其華在爪。」肝血不足則無法營養指（趾）甲，使指（趾）甲蒼白，變脆、易斷。

肝血不足，不能上榮於頭面，使人面色蒼白、晦暗，口唇沒有血色；對於女性來說，肝血虛還可導致月經不調，出現月經量變少、月經期變短，甚至閉經等症狀。

「發為血之余，血盛則發潤，血虧則發枯」，肝血不足的人常頭髮枯黃，沒有光澤。

肝在體為筋，肝血不足的人容易出現四肢麻木、抽筋、手足震顫的現象，老年人症狀尤為明顯。

長期肝血不足可導致身體血虛，發生虛煩多夢、睡眠品質不高等問題。

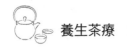

## ◎常喝白芍當歸滋肝茶，滋肝養血、美容養顏

中醫裡說，女子以血為本，以肝為先天。補肝養血對於女性來說，可謂一生的必修課。白芍當歸滋肝茶有很好的滋補作用，可幫助女性養肝補血。

---

### ☕ 白芍當歸滋肝茶

**成分：**
白芍、熟地黃、當歸各適量。

**用法：**
將白芍、熟地和當歸共研碎末，混勻，每 6 克裝入 1個茶包，每次取 1 包，放入茶杯中，沖入沸水，加蓋悶泡15~20 分鐘，去渣。代茶飲用，每日 1 劑。

**功效：**
滋陰養肝，補血養顏，適用於肝血不足所致的面色萎黃、口唇蒼白、視力減退、月經不調、頭髮枯黃等。

---

這款滋補茶由白芍、熟地黃、當歸組成，當歸是常用的補血藥，有助於補肝血，改善肝血不足所致的月經不調、痛經等症。白芍也有養肝補血的作用，但與當歸相比，其性質偏寒，可中和當歸的燥性，使肝體柔和。熟地黃具有補血滋陰、益精填髓的功效，常用于肝腎陰虛所致的腰膝酸軟、盜汗遺精、面色萎黃、月經不調、鬚髮早白等症。

這款茶可產生養肝血、滋腎陰的作用。女性經常飲用，可很好地改善肝血不足之證，還能使面色紅潤、有光澤，頭髮烏黑亮澤。

當然，養肝補血並不是女性的專利，這款茶也適合肝血不足的男性飲用。肝腎陰虛的男性還可以用來調理遺精、腰膝酸軟等症。

# 滋陰潤肺──羅漢果養肺茶

肺與呼吸系統、水液的代謝調節、氣血的運行以及皮膚和腠理（腠音湊）的防禦功能等息息相關，肺健康與否，對身體的健康至關重要。

## ◎肺為嬌髒，「敏感而多疑」

五臟六腑裡，肺臟最為嬌弱，容易受到內外因素的影響，是人體最易失守的一道防線。總的來說，肺喜潤惡燥，最怕燥熱邪氣。

秋季雨水較少，天氣乾爽，人體容易虛火上炎出現秋燥。秋燥易傷肺，使肺氣過強而耗損身體津液，導致皮膚乾裂、口乾咽燥、咳嗽少痰等乾燥症。

肺也怕熱，一般舌尖比舌頭其他部位更紅的人通常有肺熱。肺熱屬於熱症，主要表現為惡寒發熱、咳嗽胸痛、痰少而黏、呼吸不暢、口乾咽燥等症。

## ◎羅漢果養肺茶，清熱滋陰、養肺潤肺

不論是肺燥還是肺熱，都會耗損津液，影響肺的正常功能，因此調養上都需要滋陰潤肺。在眾多藥食同源之物中，羅漢果是養肺的翹楚。

羅漢果被譽為神仙果，它還有一個美麗的傳說。相傳天降蟲災，神農嘗百草以尋良方，如來佛祖憐憫神農之苦，特派十九羅漢下凡，以解神農氏之難。

其中，有一位羅漢發願，要滅盡人間蟲災，方回天界。發願完畢，他遂化身為果。所以羅漢果蘊意羅漢所修之果。

羅漢果藥用價值很高，其性涼，味甘，入肺、脾經，具有潤肺止咳、生津止渴的功效，適用於肺熱或肺燥咳嗽、百日咳及暑熱傷津、口渴等症。

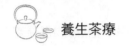
## 羅漢果養肺茶

**成分**：羅漢果 1 個。

**用法**：將羅漢果掰成兩半，放入砂鍋中，加入適量水，小
火煮 5 分鐘左右，取汁，代茶飲用。每週 2~3 次。
羅漢果可反覆煎煮至味淡。

**功效**：養肺潤肺，止咳化痰。霧霾天吸入污濁空氣引起的
咽部瘙癢，可用羅漢果茶來緩解。

羅漢果雖然沒有副作用，但在使用時仍然要注意幾點：

1. 羅漢果性涼，寒性體質的人要少喝羅漢果茶；飲用羅漢果茶時宜加入
1~2 片姜，以中和羅漢果的寒性。

2. 寒性咳嗽的人不宜飲用羅漢果茶，以免加重咳嗽症狀。

3. 羅漢果太甜，長期飲用可影響脾胃功能。

### 養生小常識

#### 肺燥與肺熱的區別

肺燥與肺熱都有口乾咽燥、咳嗽、少痰等症狀，不同的是肺燥是燥
邪傷肺，分「涼燥」和「溫燥」，而肺熱是熱邪傷肺，與肝火旺、內熱
傷肺有關。

# 健胃消食──麥芽紅茶

《黃帝內經·素問》中說：「飲入於胃，遊益精氣，上輸於脾，脾氣散精，上歸於肺，通調水道，下輸膀胱，水精四布，五精並行，合於四時五臟陰陽。」

這句話的意思是說，食物進入胃後，胃將食物消化吸收，並將營養物質輸送到脾，脾進一步加工，使營養物質變成氣血精微，然後運送到肺部，肺再將這些氣血精微向下分配，分佈到各個臟腑、組織和經絡。胃作為食物的倉庫和消化器官，如果功能出現異常，就會影響到接下來的一系列過程，使身體各臟腑器官的營養供應出現問題，還可導致腹脹、腹痛、消化不良、便秘等。因此，日常生活中健胃消食必不可少。

消化不良、食欲不振的人可常喝麥芽紅茶，有很好的健胃消食作用。

## 麥芽紅茶

**成分**：麥芽 10 克，紅茶 3 克。

**用法**：麥芽洗淨，加適量水煮沸，小火煎 5 分鐘，取湯沖泡紅茶飲用，每日 1 劑，分 2~3 次飲用。

**功效**：養胃暖胃，健胃消食，尤其擅長消化澱粉含量高的食物，可用於小兒積食、食後腹脹等症。

麥芽性平，味甘，入脾、胃經，具有行氣消食、健脾開胃的功效，常用於食積、消化不良、腹脹、食欲不振等症。麥芽還是回乳的常用藥，能減少乳汁

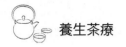 

分泌，緩解乳房脹痛。紅茶性溫，能暖胃養胃，秋冬季節經常喝紅茶，有助於強健脾胃、暖身驅寒。

另外，山楂、神曲也都是很好的健胃消食藥，可用於不同原因引起的消化不良。麥芽、山楂、神曲雖然都是常用的健胃消食之品，但它們擅長的領域卻不同：麥芽擅長消化米麵等澱粉類食物，山楂擅長消化肉類、油膩食物，神曲善於消化水酒、穀類宿食。這裡再推薦兩道相關茶方。

## 🍵 山楂麥芽茶

**成分**：山楂乾 50 克，麥芽 25 克。

**用法**：將麥芽炒出香味，每 10 克山楂、5 克麥芽混合均勻後用細紗布包好。每次取 1 份，放入茶杯熱水沖泡即可飲用。

**功效**：各種原因引起的積食，消化不良。

## 🍵 丁香神曲茶

**成分**：丁香 3 克，神曲 6 克。

**用法**：將丁香和神曲裝入茶包，放入茶杯中，熱水沖泡即可飲用。

**功效**：適用於吃生冷飲食引起的消化不良。

# 補腎強身──蓯蓉巴戟茶

《黃帝內經》認為腎為「藏精之所，主骨生髓，開竅於耳，其華在發，五行屬水」，古代醫家稱腎為「先天之本」「生命之源」。腎中精氣是構成人體的基本物質，它主宰著人的生、長、壯、老、死等生命活動的全過程，與人體健康息息相關。

腎位於人體五臟的最下部，腎強則腎的熱量和能量能夠向上不停地滋養、溫暖脾、肝等臟腑，使其發揮正常的功能，人體才能保持健康。因此，想要身體健康、強壯，補腎是根本。

## 蓯蓉巴戟茶

**成分：**

肉蓯蓉 5 克，巴戟天 4 克。

**用法：**

將肉蓯蓉、巴戟天用水過濾，然後切成碎片放入鍋內，加入 500 毫升水，煮沸後轉小火煎 10 分鐘左右。代茶飲用，一周 2~3 次。

**功效：**

補腎助陽，填精益髓，潤腸通便，適用於精血不足、陽痿早洩、腰膝酸軟者。

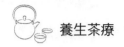 

肉蓯蓉有「沙漠人參」的美譽，具有補腎陽、益精血、潤腸道的功效，是歷代補腎壯陽類名方中使用頻度最高的補益藥物之一，常用于治療腎陽虛衰、精血不足所致的陽痿、遺精、尿頻、腰膝酸軟、腸燥便秘、宮寒不孕等症。巴戟天（戟音擠）也是補腎陽的良藥，常用於陽痿、遺精、宮冷不孕、月經不調、小腹冷痛等症的調理。這款茶將肉蓯蓉、巴戟天配伍使用，補腎強身效果顯著，適合腎陽虛衰、經血不足的人調養之用。

除了肉蓯蓉、巴戟天，補腎的茶材還有很多，比如杜仲、菟絲子、制首烏、補骨脂、仙茅、骨碎補、淫羊藿等。下面這道茶就很適合中老年人補腎強身之用。

## 🍵 中老年強身茶

**成分：**

制首烏 8 克，菟絲子 10 克，補骨脂 6 克。

**用法：**

將以上原料加水煎煮取汁，1 日分 2~3 次飲用，每週2~3次。

**功效：**

滋補肝腎，強身健體。

這道茶使用了首烏，首烏具有養血滋陰的功效，對老年人血虛頭昏目眩、心悸、失眠、腸燥便秘、頭髮早白等都有調理作用。精神不濟、腿膝酸軟乏力、滑精、性功能衰退，以及小便餘瀝不淨的人可以常喝此茶。

要注意的是，首烏有生首烏和制首烏之分，居家調養應選擇制首烏，生首烏有一定的滑腸作用，會引起輕微腹瀉。

# 提神醒腦——迷迭香茶

天氣環境的影響，休息不足，以及臟腑功能失調等，都有可能使人頭腦發暈、精神不振。如果影響到正常的工作和學習，就需要採取一定的措施來提神醒腦了。

日常生活中，一些常見的芳香類食物或中藥就有提神醒腦的作用，如迷迭香。迷迭香擁有獨特的香味，能使人頭腦清醒、心情愉悅，增強腦部功能，提高記憶力，減輕頭痛症狀。工作和學習時如果感覺頭昏腦漲，可以用迷迭香泡茶喝，可很快振奮精神，提高效率。

---

### ☕ 迷迭香茶

**成分：**

迷迭香 5 克，冰糖 15 克。

**用法：**

將迷迭香放入杯中，沖入適量沸水，加蓋悶泡 10 分鐘，加冰糖調味，代茶不拘時飲用。

**功效：**

提神醒腦，改善頭暈頭脹等症。

---

迷迭香除了用來泡茶喝外，它的幹花也有很好的提神醒腦作用。可在辦公桌上放一兩包迷迭香乾花，感覺困乏的時候聞一聞，有助於使大腦清醒，讓人不再昏昏欲睡。

這道茶，也可以將迷迭香換成薄荷，效果一樣。

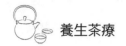 

# 清心養心──蓮心竹葉麥冬茶

　　心屬火，夏主熱，心與夏天同氣相求，故而「暑氣通於心」。也就是說暑熱可使心火變得更旺。心火對身體各臟器有溫煦的作用，但如果這種火力太過，也會心火上炎，導致口腔潰瘍、失眠、心神不寧、心情煩躁、便秘等症。

　　所以，夏天要注意清心養心，心火旺的人，可以經常喝蓮心竹葉麥冬茶，能清心除煩。

---

### ☕ 蓮心竹葉麥冬茶

**成分**：蓮子心、鮮竹葉心、鮮佩蘭各 3 克，麥冬 5 克。

**用法**：將上述茶材包好，放入杯中，沖入適量沸水，加蓋
　　　　悶泡 10~15 分鐘，晾涼後代茶飲用，每日 1 劑。

**功效**：清熱袪暑，清心除煩，適用於暑熱所致的胸悶汗
　　　　多、心煩口渴、失眠多夢等症。

---

　　這款蓮心竹葉麥冬茶是在蓮心茶的基礎上，加入竹葉心、麥冬、鮮佩蘭而成。蓮子心味道清苦，卻是清心火的良藥，可調理心腎不交、陰虛火旺導致的失眠症；竹葉心功效跟淡竹葉相似，有清心除煩的作用；麥冬生津解渴、潤肺止咳，能養心陰；鮮佩蘭有清熱解暑、化濕健胃的作用。四味藥合用，特別適合在夏季炎炎時清心養心。

# 清熱祛火──蘆薈甘草茶

上火是生活中最常見的現象：生了口腔潰瘍，有口臭，首先想到是上火了；牙痛、嗓子疼，也可能是上火引起的；為一件小事急躁憤怒，是肝火太旺的表現。上火了，很多人會去買清火藥吃，夏天有的人也習慣吃一些清熱祛火藥降降火。其實，清熱祛火不一定非得吃藥，只要喝對茶就能輕鬆祛火。

火有虛火和實火之分，咽喉及牙齦腫痛、口乾、口臭、口腔潰瘍，大便乾燥等症，多與腸胃積熱有關，都屬於實火，蘆薈甘草茶就很見效。

### 🍵 蘆薈甘草茶

**成分**：蘆薈 5 克，甘草 2 克，麥冬 5 克。

**用法**：將以上原料裝入細紗布袋中，放入茶杯，沖入沸水，加蓋悶泡 10 分鐘左右，代茶飲用，每日 1 劑。

**功效**：清熱解毒，適用於胃火灼盛，症見口臭、口乾，牙齦紅腫，消化過快、容易餓等。

如果是上火長痘，還可以試試下面兩款茶。

### 🍵 雙花除痘茶

**成分**：金銀花、菊花各 6 克，連翹 10 克。

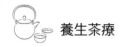

> **用法**：將所有茶材放入茶壺中，用 600 毫升沸水沖泡，燜
> 　　　5分鐘即可。
>
> **功效**：清熱解毒，去除青春痘。

## 黃芩蒲公英清熱

> **成分**：黃芩、蒲公英、天花粉各 5 克。
>
> **用法**：將所有藥材加水 500 毫升，煎煮 5 分鐘，待涼後即
> 　　　可飲用。
>
> **功效**：黃芩（芩音琴）清肺胃之熱，蒲公英涼血、解濕
> 　　　熱，天花粉消膿腫、清胃熱、生津。這款茶適用於
> 　　　上火導致的下巴、鼻子有大顆的膿皰型痘痘，以及
> 　　　易便秘者。
>
> **用法及宜忌**：每天 1~2 次。孕婦不宜飲用。

需要注意的是，如果是虛火，就不可一味清火了。虛火通常是由寒引起的，寒耗損腎陽，使腎陽虧虛、腎氣虛弱，就無法推動腎水灌溉、滋潤全身，使全身各個組織器官變得缺水，變得乾燥，於是看起來就像上火了一樣。對於這一類型的上火，要滋陰補陽，由於症狀各異，後面會在具體病症中有所論及，這裡不再詳述。

牛肉、羊肉、大蒜、辣椒、生薑、茴香、花椒等溫熱、辛辣食物可助熱，上火的人要少吃或不吃。另外，肥膩的食物、高糖分食物會加重脾胃負擔，影響消化，使體內熱症更重，上火的人也不宜吃。

第六章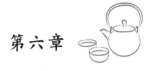

# 簡單小茶方，趕走小病小痛

　　喝茶不僅能放鬆身心、陶冶情操，還是防病和輔助治病的好方法。遭遇感冒、咳嗽、情緒差、口臭、口瘡等小煩惱時，有針對性地選擇茶葉，或者在茶裡加料，就能幫助緩解身體不適，趕走小病小痛。

# 感冒初起流清涕，五神茶讓身體輕鬆

民間有很多有關秋季的詩詞和諺語：「天涼好個秋」「一場秋雨一場寒」「哪堪秋雨助淒涼」等，都是說秋天天氣轉涼，讓人覺得冷颼颼的。在這種情況下，很多人由於沒有及時增加衣物，就特別容易患上風寒感冒。

風寒感冒與風熱感冒不同，它是因風吹受涼而引起的感冒，秋冬發生較多。症狀是渾身酸痛、鼻塞、流清鼻涕、咳嗽有痰。

## ◎五神茶能防治風寒感冒

得了風寒感冒，要對症用藥。尤其是不要亂服用抗生素，或者有點兒輕微感冒就去打點滴。輕微感冒可以在家調理，喝點兒熱茶、熱湯都是可以的。中醫治療一般是用發熱解表之法，常用荊芥（荊芥音京介）、紫蘇、生薑、麻黃、防風、桂枝等中藥。

這裡推薦一款五神茶，能很好地防治風寒感冒，帶來溫暖的感覺。

五神就是五味常見的中藥，分別是荊芥、紫蘇葉、紅糖、茶葉、生薑。荊芥有解表散風、透疹的作用，用於治療感冒、頭痛、麻疹、風疹、瘡瘍初起等，其性辛散氣香，長於發表散風，且微溫不烈，藥性緩和，為發散風寒藥中藥性最為平和的一味。對於外感表證，無論風寒、風熱或寒熱不明顯者，均可使用。

紫蘇葉具有解表散寒、行氣和胃的作用。《別錄》裡說它：「主下氣，除寒中。」用於風寒感冒、咳嗽嘔惡、妊娠嘔吐、魚蟹中毒等。

生薑既是食物也是一味發熱解表的中藥，適合風寒感冒；紅糖性質溫和，

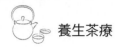

營養豐富，風寒感冒時沖一杯紅糖水，慢慢飲用，對緩解鼻塞和胃寒症狀是很有好處的。

## 五神茶

**成分：**

荊芥、紫蘇葉、茶葉各 3 克，生薑 3 片，紅糖 15 克。

**用法：**

將荊芥、紫蘇葉、茶葉用細紗布包起來，與生薑、紅糖一同放入杯中，熱水沖泡即可飲用。

**功效：**

此茶有發散風寒、祛風止痛的作用，適用於風寒感冒，症見畏寒、身痛、無汗等。

**用法及禁忌：**

每日 1 次，飯後服用。

這裡用的幾種中藥，實際上也都是生活中常見的食物，像荊芥、紫蘇葉、生薑，除了泡茶飲用，在烹飪時適當多用些，對於防治風寒感冒，減輕身體沉重不適等，也有很好的效果。

如果嫌材料太多，也可以精簡一下，只取其中的生薑和紫蘇葉兩味，製成姜蘇茶。本方以藥代茶，味少而精，簡便實用，非常適合家庭保健防病之用。

## ◎風寒感冒、風熱感冒與暑濕感冒怎麼區別

中醫上將感冒分為許多證型，常見的證型主要是風寒感冒、風熱感冒和暑濕感冒。三者發病原因不同，症狀表現不同，治療方法也不同，切不可混淆。

### 風寒型感冒

風寒感冒是風寒之邪外襲、肺氣失宣所致，秋冬發生較多。其症狀為鼻塞、噴嚏、咳嗽、頭痛等，苔薄白，畏寒、低熱、無汗，吐稀薄白色痰，肌肉疼痛，咽喉紅腫疼痛，流清涕，口不渴或渴喜熱飲。

### 風熱型感冒

風熱感冒是感受風熱之邪所致的表證。其症狀為發熱重，痰液黏稠呈黃色或帶黑色，喉嚨痛，通常在感冒症狀出現之前就痛，還可伴有便秘、濃涕，鼻涕通常為黃色，且口渴多飲、心煩。

### 暑濕型感冒

暑濕型感冒多發生在夏季。其症狀為鼻塞、流涕、咳嗽、頭痛、口淡無味、發熱畏寒，還可伴有頭痛、頭脹、腹痛、腹瀉等症狀。

## 感冒流濃涕，桑菊飲可疏散風熱

跟風寒感冒相對，風熱感冒是因為身體感受風熱使肺氣失和而導致的。風熱感冒的症狀主要表現為發熱重、微惡風、頭脹痛、有汗、咽喉紅腫疼痛、咳嗽、痰粘或黃、鼻塞流黃涕、口渴喜飲、舌尖邊紅、苔薄白微黃等。

### ◎風熱感冒要疏散風熱、潤腸通便

風熱感冒的人，除了有感冒的各種表現外，還有一個特點，那就是常有便秘的症狀。風熱感冒為什麼會發生便秘呢？中醫認為，肺與大腸互為表裡，排

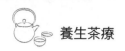

便不暢會影響到肺的功能，使肺氣失和，從而出現感冒的症狀。因此，風熱感冒的調養，疏散風熱的同時，還要潤腸通便。

## ◎桑菊飲——防治風熱感冒的經典名方

治療風熱感冒，中醫裡有個很經典的方子，叫桑菊飲。這個方子源自吳塘的《溫病條辨》，由桑葉、菊花、杏仁、連翹、薄荷、桔梗、甘草、蘆根 8 味藥組成。

桑葉清瀉肺熱；菊花清熱解毒、袪除肝肺之熱；薄荷辛涼解表，緩解頭痛症狀；連翹苦寒，清熱解毒、潤腸通便，可促使體內熱氣排出體外；杏仁、桔梗宣肺氣、止咳化痰；蘆根清熱養陰、生津止渴，可彌補風熱傷津對機體的損傷；甘草調和各種藥物的藥性，減輕方劑中藥物的副作用。

將這幾味藥做成茶飲，調理風熱感冒也是很有效的。

> ### ☕ 桑菊飲
>
> **成分**：桑葉 7.5 克，菊花 3 克，杏仁 6 克，連翹 5 克，薄荷2.5 克，桔梗 6 克，甘草 2.5 克，蘆根 6 克。
>
> **用法**：水煎取汁，代茶頻飲。
>
> **功效**：疏風清熱，宣肺止咳。

如果覺得上面的藥方過於煩瑣，可以用夏桑菊茶，由夏枯草、桑葉、菊花組成。夏枯草有清火、明目、散結的功效，常用於目赤腫痛、頭痛眩暈、高血壓等症，與桑葉、菊花搭配，對風熱感冒引起的頭痛、咳嗽、發熱有很好的緩解作用。

## 夏桑菊茶

**成分**：夏枯草、桑葉各 8 克，菊花 10 朵。

**用法**：將夏枯草、桑葉、菊花放入砂鍋中，加適量水煮沸，小火煎 5 分鐘，關火，加蓋悶至藥湯溫熱可飲後代茶頻飲。

**功效**：疏風清熱，辛涼解表。

## ◎發熱重的人，可以用銀翹茶

對症調養感冒，不僅要分清「寒」「熱」，即便同是風熱感冒，也要根據輕重不同情況選擇合適的茶方。

治療風熱感冒，還有一個經典方叫銀翹散，用金銀花配伍荊芥、豆豉、牛蒡子、竹葉，此方解表清熱力較桑菊飲強，更適合風熱感冒咳嗽少而發熱重的人。這個方子同樣也可以做成簡單的茶飲。

## 銀翹茶

**成分**：連翹、金銀花各 6 克，桔梗 5 克，薄荷 3 克，竹葉 9 克。

**用法**：以上材料，放入砂鍋加水煎煮，待有香氣沁出時即關火，取汁代茶頻飲。

**功效**：清熱解表，適用於感冒發熱重者。

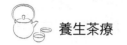 

# 感冒腹瀉是暑濕，喝香薷茶

　　夏季天氣炎熱，大多數人忽略了還會有感冒造訪，其實，夏季感冒一點兒也不比冬季少見。而且夏季感冒往往與暑濕勾結，使人出現頭重身痛、身體發熱、無汗惡寒等症。這種感冒也稱暑濕感冒。

　　暑濕感冒的發生，跟氣溫過高，人們貪涼吹空調、過食冷飲冷食有很大的關係。針對暑濕感冒，需要祛除暑濕、發汗解表。

　　很多人認為夏季感冒是風熱感冒，其實更多的可能是暑濕，二者的區別還是很明顯的。與風熱感冒相比，暑濕感冒的一個明顯特徵是，出汗後熱度仍然不減，頭昏腦漲，身重倦怠，腹瀉。

## ◎香薷茶是祛暑熱、散寒濕的名方

　　宋代《太平惠民和劑局方》中有一首治療暑濕感冒的經典名方，叫作香薷散，它由香薷、白扁豆、厚樸組成（薷音如）。

　　香薷又稱蜜蜂草，有發汗解暑、行水散濕、溫胃調中的功效，是夏季中暑、受涼、頭痛發熱、惡寒無汗常用的一味藥物，《本草綱目》中說：「世醫治暑病，以香薷飲為首藥。」白扁豆具有健脾胃、清暑濕的功效，《本草綱目》中記載，「其性溫平，得乎中和，脾之穀也……通利三焦，能化清降濁……消暑除濕而解毒也」。暑濕內蘊、腹脹腹痛、脾胃虛弱，都可以用白扁豆調理。

　　厚樸具有燥濕消痰、下氣除滿的作用，配合使用，對濕滯脾胃、食積氣滯、腹脹便秘、痰咳等暑濕之症有一定的調理作用。

## 香薷茶

**成分：**

香薷 9 克，厚樸 7 克，白扁豆 20 克。

**用法：**

將上述藥物研為粗末，裝入茶包，放入杯中，沖入沸水，加蓋悶 15 分鐘左右。代茶頻飲，每日 1 劑。

**功效：**

發汗解暑，化濕和中，適用於感受暑濕引起的頭痛、身痛、鼻塞、咳嗽、無汗、惡寒等症。

## ◎暑濕感冒跟中暑是兩回事

暑濕感冒和中暑都是天熱惹的禍，不少人會把兩者混為一談。確實，暑濕感冒和中暑都有暑中夾濕的現象，所以都會出現相同的胃腸道症狀，如腹脹、腹瀉、食欲不振等。不過二者也是有區別的。

一是症狀不全一樣：暑濕感冒因屬感冒範疇，有發熱、鼻塞、流涕等明顯的感冒症狀；中暑雖有發熱，但無其他感冒症狀，這是兩者根本的區別。

二是誘因不同：中暑多在高溫環境下勞作而生；暑濕感冒的主要起因是人體感受風寒暑濕，外界誘因並不明顯。

三是病情發展不同：暑濕感冒病程纏綿，大多需數日治療方能痊癒；中暑發病急，恢復也快，一般 1~2 天症狀便可消除。

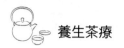 

# 川芎荊芥茶，快速緩解風寒頭痛

頭痛是生活中再常見不過的不適症狀了。與感冒一樣，常見的頭痛類型有風寒頭痛、風熱頭痛和風濕頭痛。

風寒頭痛，就是感受風寒而導致的頭痛，多發生在吹風受寒之後，主要症狀表現為頭痛，以前額、太陽穴區域疼痛最為明顯，常牽連頸部，使頸部變得僵硬、肌肉緊張，還伴有無汗、口不渴、不發熱等症。風寒頭痛起病急，而且怕風，遇風寒頭痛會加劇。

## ◎川芎荊芥茶防治風寒頭痛

當出現頭痛症狀時，不要盲目地服止痛藥，應及時就醫，在醫生的指導下正確用藥。頭痛症狀輕、病因明確的，可以用茶飲進行調理，如風寒頭痛者可用川芎茶調散。川芎茶調散出自宋代《太平惠民和劑局方》，因以川芎為主藥而製成散劑，用清茶調服，故得名「川芎茶調散」，是治療外感風寒頭痛的經典方。我們也可以用川芎、荊芥來泡茶，對緩解風寒頭痛有一定的效果。

## 川芎荊芥茶

**成分**：川芎30克，荊芥12克。

**用法**：共研為細末，每次取 6 克放入茶包中，沸水沖泡服用，飯後服用。

**功效**：疏風止痛，除濕散寒。

川芎不僅可活血化瘀，還有祛風止痛的作用，擅長治療頭頂、頭部兩側疼痛，是治療頭痛的重要藥物；荊芥能助川芎疏風止痛，消散頭部發熱、疼痛。

## ◎風寒頭痛、風熱頭痛與風濕頭痛

風寒頭痛、風熱頭痛和風濕頭痛，三者都因感受風邪而發病，但出現的頭痛症狀卻不同。

**風寒頭痛** （症狀見上頁）

**風熱頭痛** 風熱侵襲機體，沿著經絡、氣血上犯頭部，侵擾大腦的清明，使經脈氣血被擾亂而出現頭痛。風熱頭痛的主要症狀是起病急，發熱重、臉發紅、微微怕冷、出汗不暢、頭部脹痛、咳嗽、痰黏或黃、口乾咽燥、鼻塞、流黃濁鼻涕、口渴想喝水、舌苔薄白微黃。

**風濕頭痛** 濕氣有黏滯的特點，風濕侵擾頭部，影響頭部的氣血運行，會出現頭暈、頭痛的症狀。風濕頭痛就像一件衣服包裹住頭部，使人覺得頭昏腦漲、身體沉重、四肢疲乏、胸悶、小便不利、大便黏滯、反應遲鈍等。

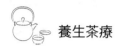

# 黃芩白芷茶清熱疏風，適合風熱頭痛

風熱頭痛，即外感風熱引起的頭痛。在《醫林繩墨‧頭痛》中記載：「上攻頭目，或連齒鼻不定而作痛者，此為風熱之頭痛也。」

風熱頭通多見於夏秋季節，此時暑熱熾盛，天氣乾爽，多風，最容易感受風熱。風熱頭痛起病急，疼痛劇烈，而且常伴有發熱重、鼻塞、流濃濁鼻涕、面紅耳赤、口渴喜飲等症狀。

風熱頭痛的調養當以疏風散熱、止痛為要，可飲用黃芩白芷茶。

---

### ☕ 黃芩白芷茶

**成分**：茉莉花茶 3 克，黃芩、白芷各 5 克。

**用法**：將茉莉花茶、黃芩、白芷一同用250毫升沸水沖泡，加蓋悶泡15分鐘左右即可。每日1~2劑，沖飲至味淡。

**功效**：清熱疏風，適於風熱頭痛輕者。

---

黃芩苦寒，具有清熱燥濕、瀉火解毒、涼血止血等功效，是治療溫熱病如上呼吸道感染、肺熱咳嗽、濕熱黃疸等常用藥，也是歷代醫方裡的清熱要藥。

白芷性溫，味辛，入肺、脾、胃經，具有祛風燥濕、消腫止痛的功效，常用來治療頭痛、牙痛、三叉神經痛，止痛效果顯著。

茉莉花茶氣味芳香，可清利頭目、緩解頭痛，而且具有清熱解毒、安神解鬱、理氣健脾的功效。頭痛、食欲不振、消化不良、身困乏力等都可用茉莉花茶進行調理。

另外，菊花、薄荷等也具有很好的疏風解熱作用。

## 菊花蜂蜜

**成分**：綠茶 2 克，菊花 6 朵，蜂蜜 25 克。

**用法**：將菊花、綠茶放入杯中，用沸水沖泡，略涼後加入蜂蜜即可飲用。每天 1 次，沖飲至味淡。

**功效**：除風熱、止頭痛。

## 茶葉薄荷

**成分**：綠茶 3 克、薄荷 2 克。

**用法**：將菊花、薄荷放入杯中，用沸水沖泡，略涼後頻服。

**功效**：疏風解熱、止頭痛。

### 養生小常識

**充足的睡眠有助於緩解頭痛**

當發生風熱頭痛時，服藥後疼痛得以緩解後，最好臥床休息。充足的睡眠有助於機體的自我修復，對緩解頭痛、促進身體痊癒有益。如果難以入睡，可先洗個溫水澡，溫水能帶走身體裡的一部分熱量，使發熱重的症狀減輕，而且可以放鬆身心，幫助入眠。

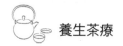 

# 風濕頭痛，羌活蒼陳茶讓你神清氣爽

說起風濕，很多人第一反應是風濕性關節炎，其實風濕還會導致頭痛。這是因為風濕不安分，會隨著氣血沿著經絡循行，若上沖於頭部及腦部，蒙蔽清竅，就會使人頭暈頭痛。

風濕頭痛時，會感覺頭部就像被濕衣服包住一樣，昏昏脹脹的十分沉重，身體也感覺困重、沒有力氣，還會伴有胸悶、反應遲鈍、大便溏薄等症。

對於風濕頭痛，調養時不僅要解表止痛，還要祛除風濕。羌活蒼陳茶具有祛風濕、止痛頭的作用，適宜風濕頭痛者飲用。

## 羌活蒼陳茶

**成分：**

紅茶 5 克，羌活 6 克，蒼朮、陳皮各 5 克。

**用法：**

將羌活、蒼朮和陳皮用 450 毫升水煮沸 15 分鐘，取沸湯沖泡紅茶。每日 1 劑，隨時溫飲（朮音竹）。

**功效：**

疏風祛濕，適於風濕入體所致的頭痛、四肢困重、伴有胸悶等。

羌活性溫，味辛、苦，入膀胱、腎經，能散表寒、祛風濕、利關節、止

痛，是治療風濕的常用藥，被譽為「退風使者」，著名的九味羌活湯，就是以羌活為主藥的祛風濕名方。

蒼朮性溫，味辛、苦，入脾、胃、肝經，具有燥濕健脾、祛風散寒、明目的功效，常用於濕阻脾胃所致的腹脹、腹瀉、水腫以及風濕痹痛、風寒感冒、眼睛乾澀昏花等症。用於治療風濕時，常與羌活配伍。

陳皮大家就很熟悉了，它具有理氣健脾、燥濕化痰的功效。脾主運化，有運化水濕的功能，脾健則身體裡的水濕就能及時代謝出去。

風濕通常伴有寒證，紅茶性溫，有祛寒暖身的作用，有助於祛除身體寒氣，緩解頭痛。

養生小常識

### 預防風濕頭痛要避免受潮

導致風濕性頭痛的一個很重要的原因是淋雨和經常處於潮濕環境，而且有風濕頭痛的人一遇陰濕天氣頭昏腦漲的症狀就會加重，所以生活中一定要避免淋雨。平時洗完頭髮要徹底擦乾後再睡覺，否則第二天早上起來頭也會昏昏沉沉的。

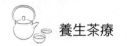 

# 一遇寒就咳嗽，喝生薑杏仁茶溫肺止咳

　　每到季節交替的時候，我們身邊咳嗽的人就多了起來。醫學上常說咳嗽是人體自我保護的一種機制，可幫助機體排出多餘的分泌物及吸入的異物，保持呼吸通暢。故而很多人認為咳嗽只是小毛小病，吃點兒藥也就挺過去了。其實，咳嗽沒有那麼簡單。

## ◎天冷咳嗽，多是寒氣傷了肺

　　人體的五臟六腑出了任何問題，都會在身體上表現出來。咳嗽只是一個症狀，肺主氣，司呼吸，咳嗽多是因為肺的功能出現了異常。

　　肺很嬌嫩，起風轉涼、陰雨天氣時，如果不注意保暖，肺很容易受寒。肺受寒後，肺氣變得不順暢，人就會咳嗽，嚴重的還可伴有氣喘、手腳冰涼、身體怕冷的症狀。

　　冬季天氣寒冷，當寒冷的空氣通過呼吸道時，會帶走大量的熱量，同時還會入侵肺部，影響肺氣的升降而引發咳嗽。因此，天氣轉涼變冷時，要注意防寒養肺。

## ◎生薑杏仁茶溫肺止咳

　　寒氣傷肺的咳嗽，也就是人們常說的寒咳，主要表現為：咳嗽，有白痰，痰質清淡，比較容易咳出。對於這種咳嗽，可以用生薑杏仁茶溫肺止咳。

## 🍵 生薑杏仁茶

**成分：**

杏仁 10 克，生薑 3 片，白蘿蔔 100 克。

**用法：**

將杏仁、生薑、白蘿蔔水煎取汁，代茶飲用，以微微發汗為度。

**功效：**

宣達肺氣，化痰止咳。

生薑杏仁茶的組方很簡單，杏仁、生薑、白蘿蔔都是日常生活常見的藥物和食物。其中，杏仁味苦，入肺經，苦能降氣，兼疏利開通之性，有助於宣肺、止咳、平喘。生薑性微溫，有溫陽散寒的作用，「寒者熱之」，寒氣傷肺需要溫熱性質的藥物來趕走寒氣，生薑最為適宜。白蘿蔔具有行氣化痰的作用，可助杏仁宣肺，又能中和生薑的一部分燥性。

### ◎防寒氣傷肺要多運動

運動是增強肺功能、預防寒氣傷肺最好的方法。平時可以根據自己的喜好，選擇合適的運動來鍛煉身體。如散步、瑜伽、打太極拳等，運動至微微發汗，能有效地改善心肺功能。要避免劇烈運動，以免大量出汗而耗損陽氣。

想要增強肺功能，可經常訓練腹式呼吸。方法為：站立，身體自然放鬆，吸氣，同時腹部慢慢鼓起，當到最大程度時，屏住氣息 3~5 秒，然後呼氣，同時腹部慢慢那收起。每次 5~10 分鐘，每天 3~5 次，可有效地改善肺功能，增強肺氣。

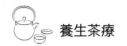 

# 失眠還腹脹，用橘茹飲理氣和胃

對於現代人來說，失眠是家常便飯了。很多人上了一天班，雖然很累，但就是睡不著，躺下來了還總想再看看手機。好不容易睡著了，還老是做夢，經常有一點兒響聲就容易驚醒，而且醒來之後就睡不著了。這就是失眠。

失眠雖然不是什麼大病，但長期休息不好會使人感到頭昏腦漲、精神萎靡、倦怠無力、頭痛頭暈、注意力不集中、記憶力減退，而且脾氣也變得煩躁、容易生氣，給學習、工作帶來無盡的困擾。

出現失眠時，要注意自我調節和調養。導致失眠的原因有很多，調養時要注意對症。

## ◎肝胃不和可影響睡眠

《黃帝內經》中說：「胃不和則臥不安。」意思是胃中不和、脾胃功能失調可影響睡眠。肝屬木，脾胃屬土，「木疏土」，肝的精神情志疏泄功能正常，則有利於促進消化系統的消化吸收；如果肝臟功能失調，「木不疏土」，則會造成胃腸道功能停滯，胃氣上逆，繼而造成失眠。

肝胃不和常表現為如下症狀：

肝胃不和常由飲食不節、生活沒有規律導致，所以常有腹脹、打嗝、泛酸、苦口等症狀。

肝氣犯胃可能導致肝氣不舒，使人覺得胸肋疼痛、胃口差。

晚上睡覺的時候覺得腹部脹得難受，故而難以入睡，即使入睡也睡得不深容易驚醒，而且醒來後再也無法入睡。

肝胃不和的人會因長期失眠而形體消瘦，眼眶發黑，雙眼無神乏力，皮膚乾燥沒有光澤。

## ◎橘茹飲標本兼治助睡眠

對於肝胃不和型失眠，溫膽寧心是標，調理脾胃是本。居家調理，可用橘茹飲。

### 橘茹飲

**成分：**

陳皮、竹茹、柿餅各 20 克，生薑 3 片，白砂糖 15 克。

**用法：**

1. 將橘皮洗淨、潤透後切成約 1 釐米寬的長條；竹茹挽成小團；幹柿餅切成約 0.2~0.3 釐米厚的片。

2. 將橘皮、竹茹、柿餅、生薑一同放入鍋內，加清水約 1000 毫升，大火煮開後改小火煎約 20 分鐘，濾出藥汁；再煎一次，合併煎液，用潔淨的細紗布過濾出澄清的藥液。

3. 加入白糖，攪勻後代茶飲用。

**功效：**

理氣和胃，降逆調神，適用于年輕人失眠，及中老年人失眠症狀較輕者。

橘茹飲中的藥味少，多為藥食兩用之品。其中，陳皮性溫，理氣解鬱，寬中健脾，有助於順肝氣、降胃氣。竹茹性微寒，味甘，入肺、胃，心、膽經，

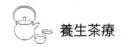
具有清熱化痰、除煩止嘔的功效，常用於肝膽火旺挾痰、心神不寧、心煩失眠、胃熱嘔吐等症。

柿餅由成熟柿子去掉外皮，曬乾壓制而成，性寒，味甘、澀，入心、肺、胃經，具有潤肺、澀腸、止血的功效，可潤腸通便，祛除腸胃積熱。生薑性微溫，可溫胃止嘔、健胃消食、增進食欲。白砂糖的運用上述食藥相配，可疏肝和胃，使五臟和諧，故而心神得養，失眠得解。


# 失眠盜汗，來杯百麥安神飲

都說水火不容，水與火是天生的死對頭。但是，在人體裡，需要水火交融才能完成生命活動。其中，火指的是心，水指的是腎。

五臟中，心屬火，腎屬水，水火交融、心腎相交，彼此交通協調，保持平衡，才有白天的精神煥發，晚上的安然入睡。如果心腎不交，水火分離，失去了相互交融、相互克制，則會影響人的精神狀態，引起失眠。

## ◎心腎不交型失眠的特點

心腎不交型失眠主要表現為以下症狀：

• 醒著時頭暈，健忘，記憶力減退，耳鳴心慌。

• 難以入睡，即使入睡也容易驚醒。

• 睡覺時盜汗遺精。

• 心火上炎則口乾咽燥、臉色潮紅、舌苔紅；腎陰不足則腰膝酸軟、早洩無力。

心腎不交的原因，一是房事不節、縱欲過度，二是勞心過度。現代人工作競爭越來越激烈，各種壓力使人思慮過度，或者心情抑鬱。鬱而化火，火灼傷

腎陰，使身體腎陰不足。腎陰不足，無法制約心火，就會導致心火亢盛，心腎失和，繼而出現心神不寧、失眠等症狀。

另外，隨著年齡的增長，腎精逐漸衰弱，也易出現肝腎陰虛、心火偏旺的情況。

## ◎百麥安神飲滋養心腎

對於心腎補交引起的失眠，可用百麥安神飲來調理。百麥安神飲由百合、淮小麥、蓮子心、蓮子肉、夜交藤、紅棗、甘草組成。

---

### 🍵 百麥安神飲

**成分：**

百合 15 克，淮小麥 15 克，蓮子心 3 克，蓮子肉 15克，夜交藤 10 克，紅棗 5 枚，甘草 6 克。

**用法：**

將所有茶材放入砂鍋中，用適量冷水浸泡半小時，再加水至 500 毫升，大火煮沸後轉小火煎 20 分鐘，濾汁，不拘時代茶溫飲。

**活用：**

如果平時老感覺喉嚨裡有痰，還可以往裡面加竹茹9 克、生薑 6 克，以祛濕除痰。

---

如果只用淮小麥、紅棗、甘草，就是治療髒躁症的經典名方——甘麥大棗湯。

甘麥大棗湯是張仲景《金匱要略》中的一首名方，具有養心安神、調和

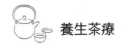 

肝氣的功效，能治療「婦人臟躁，喜悲傷欲哭，象如神靈所作，數欠伸（打呵欠）」。

百麥安神飲在甘麥大棗湯的基礎上增加了滋陰生津的百合，清心火、安心神的蓮子心，滋補肝腎的蓮子肉，以及養心安神的夜交藤，有助於滋肝補腎、清心養陰、安神助眠。

如果覺得上面這個方子複雜，可以直接用甘麥大棗湯來益氣養心、滋陰養血。

## 甘麥大棗湯

**成分：**
甘草 9 克，小麥 15 克，紅棗 10 枚。

**用法：**
甘草、小麥、紅棗一起放入鍋中，加水，小火煮 10 分鐘。
每日 1 劑，分 3 次溫服。

**功效：**
養心血，益心陰，潤燥安神。

# 便秘消化不良，山穀麥芽茶健脾消食

《黃帝內經》中説：「飲食自倍，腸胃乃傷。」意思是説，飲食過量會傷害脾胃。老年人脾胃功能開始衰退，腸胃蠕動減慢，因此飲食更要有節制，尤其是辛辣、刺激、油膩的食物，這些食物難以消化，吃多了就會壅積在腸胃裡，損傷脾胃，導致便秘。

## ◎活用山谷麥芽茶，健脾胃、調腸道

名醫張景岳在《景岳全書》中説：「老人虛人易於傷食……傷食有傷穀、傷麵、傷肉、傷魚鱉、傷蟹、傷蛋、傷生冷果菜、傷酒、傷茶等……」對於這種類型的便秘，可通過山谷麥芽茶進行調理。

---

### ☕ 山穀麥芽茶

**成分**：山楂、麥芽、穀芽各 30 克。

**用法**：將山楂、麥芽、穀芽以微火炒到微香微黃，每次取
5克放入茶包，用 90℃左右的開水泡茶飲用，不拘
次數。

**功效**：益氣健脾，消食化滯。

---

山楂、麥芽、穀芽都是健脾胃、消食積的良藥，其中麥芽、穀芽可促進麵食、穀類食物的消化，山楂有助於肉類食物的消化。在用山穀麥芽茶時，可結合自己的飲食習慣調整用量。如果是平時喜食麵食，可以多用一點麥芽和穀芽；如果喜食肉類，可以多放一點山楂。

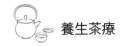 

## ◎排便困難，多喝枳實檳榔茶

老年人常便秘排便困難，可多喝枳實檳榔茶。《藥品化義》「枳實專泄胃實，開導堅結」適用脾虛導致的食積、大便秘結、腹脹等。檳榔具消積行氣、利水殺蟲等功效；檳榔與烏藥、人參、沉香稱四磨湯，是補脾消積經典名方。

### ☕ 枳實檳榔茶

**成分**：枳實 30 克，檳榔 30 克。

**用法**：將枳實炒至微香，檳榔炒至微焦後混勻。每次取 5 克，沸水沖泡，悶泡 10 分鐘，代茶飲，不拘次數。

**功效**：開堅散結，消食導滯。

**活用**：如果便秘程度特別嚴重，可在此方的基礎上加入少許番瀉葉，番瀉葉屬於輕瀉藥，有潤腸通便的作用。

### 養生小常識

#### 便秘不要亂吃瀉藥

吃瀉藥緩解便秘雖然看起來見效快，但會刺激腸胃，使腸胃蠕動減慢而加重便秘。清熱通便藥又多性質苦寒，苦寒耗氣，會使原本虛弱的臟腑功能更加虛弱。另外，瀉藥反復刺激腸道，時間長了可使腸道黏膜應激性減退，排便更加困難。

# 茵陳茶──適合便秘黏膩者

便秘除了難下，有時也可能是黏膩不爽，就是大便偏軟、黏穢。所謂黏，就是大便細而軟，排之不爽，總覺得排便難，有殘便感，而且糞便總沾在馬桶上，不容易沖走。所謂的穢，意思是這種糞便的氣味很大很臭，有時肛門還有灼熱感。

這種便秘其實是由濕熱穢濁鬱積大腸造成的。濕具有黏滯的特點，大腸濕熱，大便就會變得黏膩，像膠水一樣，雖然稀，但是也很難排出。中醫裡把這種便秘叫作濕秘。

## ◎濕秘多與飲食嗜好肥甘厚味有關

患有濕秘的人，通常都嗜好咖啡、乳酪、蔥、薑、辣椒等辛辣、甜膩的食品。這些食物熱量高，脾胃不能運化則形成濕熱蘊藉體內，致使身材偏胖。這類人平時會覺得口乾、喉嚨黏黏的，但是不喜歡喝水；有時候肚子悶脹；口臭氣味大，經常口腔潰瘍。

造成大腸濕熱，跟飲水也有關係，比如經常喝過量的濃茶，也會導致肝濕熱。另外，酒本身就是濕熱之品，經常喝酒的人也容易患上濕秘。

## ◎茵陳茶清熱利濕，宣清導濁

對於患有濕秘的人來說，調養便秘需要做到兩點，一是祛濕，二是通便。很多人一便秘就好像大敵當前一樣，急忙用大劑量的瀉藥來清腸排便，這樣只能是刺激腸胃，影響腸胃的功能，反而會加重便秘。

治療濕秘，可以用茵陳茶。茵陳有很好的清熱利濕的作用。

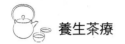 

## 茵陳茶

**成分：**

茵陳 20 克。

**用法：**

將茵陳放入砂鍋中，加水煎 10 分鐘，取汁。下午3~4 點之間服用 60 毫升，晚間臨睡時再服用 80 毫升。連服數日，直至大便不黏，無特別氣味。

**功效：**

清熱利濕，解毒退黃，適用於濕熱所致的身熱、便秘、皮膚發黃、胸悶、煩躁不安等症。

# 腹瀉難淨，二黃茶幫你清濕熱

正常人每天排便一次，而腹瀉表現為每天大便次數增加或次數變得頻繁，糞便稀薄，或含有黏液膿血，或者還含有未消化的食物及其他病理性內容物排出。腹瀉常常還伴有嘔吐、發熱、腹痛、腹脹、黏液便、血便等症狀。

有的人以為腹瀉是由於吃了生冷、不衛生的食物，或者是過期、變質的食物而造成的，其實腹瀉的原因各種各樣，比如身體濕熱、寒濕等，需要對症調理，千萬不要一腹瀉就吃止瀉藥。

### ◎濕熱影響腸胃功能，導致腹瀉發生

有的人大便瀉而不爽，肛門灼熱，吃止瀉藥發現並不見效，這種腹瀉是因

為體內濕熱引起的，光止瀉無法從根本上解決問題，需要將腸道中的濕熱之毒清除乾淨，才能達到根治的目的，否則病情就容易反反復複。

濕熱型腹瀉多發生在夏秋之際，主要是由於外界的濕熱之毒侵入腸胃，鬱結於中焦，使胃腸的氣血紊亂、傳導功能失常，進而發生腹瀉。

如何判斷自己是否有濕熱呢？濕熱腹瀉的最大特點是發病急，瀉下急迫，伴有煩熱口渴、腹痛、肛門灼熱，還有排不乾淨的感覺，糞便呈糊狀或稀水狀，顏色黃色，惡臭，甚至帶有黏液、膿血。

## ◎二黃茶清熱燥濕、厚腸止瀉

對於濕熱型腹瀉，可用二黃茶來調養。「二黃」指的是黃連、黃芩，這兩種藥都是苦寒之藥，具有清熱燥濕、厚腸止痢的功效，對腸胃濕熱所致的嘔吐、腹痛、腹瀉、痢疾都有療效。二黃茶中加入了甘草，甘草能補中益氣、清熱解毒、緩急止痛，而且還能調和「二黃」的寒涼性質，避免寒傷陽氣。

### 🍵 二黃茶

**成分：**

黃芩、黃連、甘草各 50 克。

**用法：**

將黃芩、黃連、甘草一同研成粗末，混合均勻，每次取 9 克，放入砂鍋中，加入 3 碗水煎煮至 1 碗半，濾渣取汁。代茶飲用，每天 2 次，腹瀉完全康復時停用。

**功效：**

清熱燥濕，瀉火解毒，補中益氣，厚腸止瀉。

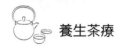 

黃芩、黃連都是性質苦寒之藥,寒傷陽氣,所以虛寒體質的人不要喝二黃茶,否則會加重虛寒症狀,還容易引起或加重腹瀉。

養生小常識

**腹瀉前後的調養**

腹瀉期間要吃多流食,如牛奶、菜汁、果汁、蛋湯、軟麵、稀粥等,以補充腹瀉時損失的水分。這些食物一定要溫熱食用。

當腹瀉好轉時,不要馬上就恢復到腹瀉前的飲食狀態,要按照從稀到稠、由軟到硬的規律逐漸過渡,少量多餐,否則容易傷腸胃。

# 薑麥紅糖茶,腹瀉怕冷的人適當喝一些

人體是一個有機的整體,各臟腑、組織、器官的功能活動是相互關聯的,它們以經絡為通道,在各臟腑組織之間相互傳遞資訊,在氣血津液環周全身的情況下,形成一個非常協調的統一整體。任何一個臟腑器官出狀況,都有可能影響到另外一個器官的運行。

比如夏季雨水多、濕氣重,而人們因為氣溫高而貪涼,經常大量食用寒涼食物,喝冷飲,就會給寒濕創造「聯盟」的機會侵犯脾胃,使寒濕困阻脾胃。

寒濕困阻脾胃會影響到脾胃的正常功能,不但食物無法轉化成微小物質輸送給各臟腑組織,還會導致小腸無法分辨清濁,於是水穀夾雜而下,一同排出體外,也就是我們說的寒濕腹瀉。寒濕腹瀉多發生在夏季,主要表現為大便清

稀如水樣，腹痛腸鳴，糞便異味輕，常伴有惡寒、發熱、鼻塞、身痛等症。

## ◎薑麥紅糖茶暖腸胃、止腹瀉

對於寒濕腹瀉，調養的重點在於健脾止瀉、暖腸胃，可用生薑大麥紅糖茶。生薑是溫胃散寒的良藥，大麥能健脾益氣，紅糖益氣補血、健脾暖胃、緩中止痛，一起搭配泡茶喝，能祛除脾胃虛寒，還能健脾養胃。

### 🍵 薑麥紅糖茶

**成分：**

生薑 3 片，大麥 1 小把，紅糖適量。

**用法：**

生薑洗淨，切絲；大麥放入鍋中，用小火炒出焦香味。將薑絲、大麥、紅糖一起放入杯子裡，沖入開水，加蓋悶泡 10 分鐘即成。每日 2~3 次，直至腹瀉痊癒。

**功效：**

溫暖脾胃，強健腸胃功能，緩解腹瀉、腹痛。

## ◎寒濕腹瀉要忌寒涼、避油膩

寒濕腹瀉者，在飲食上要避免食用寒涼食物，苦瓜、黃瓜、番茄、西瓜等瓜果性質寒涼，都不宜吃。

油膩食物、甜點等都屬於肥甘厚味之品，不易消化，會加重腸胃負擔，腹瀉期間也不宜食用。

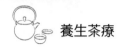 

艾葉有祛除脾胃濕氣、散寒止痛的作用，寒濕腹瀉者可用艾葉來泡腳，使身體陽氣上升，固護腸胃，有助於緩解腹瀉引起的腹痛，以及腹瀉反復發作。

夏季輕微中暑的時候，喝一點藿香正氣水，能起到解表散熱的作用。除此之外，藿香正氣水對寒濕腹瀉也有療效。因為藿香正氣水有化濕散寒、理氣和中、調和腸胃的功效。

# 蒲公英茶可治風火牙痛

牙痛屬於中醫裡「牙宣」「骨槽風」範疇。中醫認為，風熱侵襲、風火邪毒侵犯，傷及牙齒及牙齦，邪氣聚集而不散，導致氣血滯留瘀阻脈絡，所以就出現牙痛。外感風邪、胃火熾盛、腎虛火旺、蟲蝕牙齒等都可導致邪毒傷及牙齒而出現牙痛。

牙痛的常見證型有風火型牙痛、風熱型牙痛、胃火型牙痛、虛火型牙痛。最常見的就是風火牙痛，主要症狀為牙齒痛、牙齦紅腫疼痛，遇冷牙痛緩解，遇風、熱牙痛加重，有時還伴有發熱、惡寒、口渴、舌頭發紅等症。

## ◎蒲公英茶清熱解毒、疏風消腫

風火牙痛是由風火上炎而導致的，在治療上宜疏風清火、解毒消腫，可以飲用蒲公英茶。

蒲公英性寒，味苦、甘，入肝、胃經，具有清熱解毒、利尿散結等功效，常用於肝、胃經各種炎症的治療，具有一定的消炎作用。中醫認為，足陽明胃經絡於齦中，所以齒與腎（腎主骨）、齦與胃關係最為密切。風火牙痛的人用蒲公英泡茶喝，有助於祛除胃經之火，緩解牙痛。

## 蒲公英茶

**成分：**

蒲公英（乾）15 克，白芍、甘草各 6 克。

**用法：**

將蒲公英、白芍、甘草放入砂鍋中，加 3 碗水煎成 1 碗水，取汁。代茶飲用，每日 3 劑，1 次 1 劑。

**功效：**

適用於各種原因引起的牙痛。

白芍性涼，微寒，具有涼血止痛的作用。甘草清熱解毒、緩解止痛，可以增強蒲公英清熱解毒止痛的功效。

## ◎防治牙痛的 3 個小妙招

1. 多喝水。有的牙痛是因為齲齒引起的，多喝水有助於沖走口腔中的部分致齲細菌，減輕疼痛。

2. 溫鹽水漱口。用溫鹽水漱口，或含在口中，保持一段時間，可起到消炎殺菌的作用。

3. 冷敷腮部。風火牙痛者可以用毛巾冷敷牙痛部位，有助於緩解牙痛。

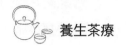 

養生小常識

### 牙痛要及時就醫

　　很多人牙痛了，以為是上火導致的，就買消炎藥和止痛藥吃，牙不痛了也就不管了。從西醫的觀點來看，牙痛確實多因炎症引起，吃消炎藥沒錯，但即使是炎症引起的牙痛，還有可能伴隨其他症狀，所以，牙痛還是要到醫院檢查，看是否需要進行拔牙、補牙等治療。

# 氣虛自汗，牡蠣黃芪茶能補虛止汗

關於出汗，中醫認為是「陽加於陰謂之汗」，意思是如果鍋裡盛放一鍋冷水，水是沒有任何變化的，但若在鍋底下燒起微微的小火，鍋裡的水就會慢慢地變成氣，蒸騰出來。把陽作用到陰上，汗就出來了。

自汗跟一般的出汗不同，它是在沒有因為活動、穿衣過多或服用發散藥物等「陽加於陰」因素的影響，就自然出汗的一種表現。

## ◎衛氣虛，留不住汗

津液是機體一切正常水液的總稱，包括各臟腑形體官竅的內在液體及其正常的分泌物，如胃液、腸液、唾液、關節液、汗液、淚液等。津液對人體十分重要，臟腑器官的濡養滋潤都不能少了津液。如果津液不足，身體裡的水分就不夠，就會出現燥熱的現象。汗液屬於津液的一種，對身體也有著非常重要的作用。

那麼，有什麼方法來保留住這些津液呢？方法很簡單，就是在人體這口「鍋」上加上「鍋蓋」。這個鍋蓋也就是衛氣。如果「鍋蓋」結實，化成氣的津液就不會輕易地排出體外，人也就不會有出汗的現象。但是，如果「鍋蓋」漏了一個洞，再加上身體裡的火大了，汗液就會流出來。簡單來說，就是衛氣比較少，不能把津液保護好，就會出現自汗的現象。

## ◎黃芪牡蠣茶可補氣固汗

對於衛氣虛引起的自汗，需要補氣，兼顧固汗，可以飲用黃芪牡蠣茶。

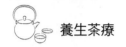 

## 黃芪牡蠣茶

**成分：**

煅牡蠣、黃芪、麻黃根、浮小麥、人參、白朮各 3 克。

**用法：**

將上述藥物放入鍋中，加入適量水煎煮 15 分鐘。代茶飲用，每日 1 劑，分 3 次服完。

**功效：**

益氣固表，斂汗止汗，適用於自汗、盜汗。

牡蠣是富鋅食物，營養十分豐富，同時也是一味中藥，將其煅煨後即成煅牡蠣（煅音下），具有收斂固澀的作用，常用於治療自汗、盜汗、遺精、崩帶等症。

麻黃根性平，味甘、澀，入心、肺經，具有固表止汗的作用，常用於自汗、盜汗。浮小麥跟麻黃根功用相似，具有益氣、止汗的作用，可助益煅牡蠣、麻黃根止汗，又能與黃芪、人參一起益氣、補氣。

**養生小常識**

### 麻黃與麻黃根

上面茶方中用到的是麻黃根，其實中醫裡面用到更多的是麻黃，比如麻黃湯。麻黃跟麻黃根其實都來自於同一種植物——麻黃，不同的是麻黃用的是莖，麻黃根用的是根和根莖。兩者的作用完全相反：麻黃是解表發汗藥，而麻黃根是收澀藥，可固表止汗。

# 盜汗者多陰虛，當歸六黃茶來幫忙

說完自汗，再來看看盜汗是怎麼回事。保護汗液不隨意排出的衛氣是有著自己的工作規律的——白天的時候，人體需要進行各種各樣的活動，機體會產生更多的熱，所以衛氣需要一直保持戒備的狀態，防止津液過分地向外排出，同時也起到阻止外界致病因素入侵人體的目的；晚上，人入睡以後，機體就不會產生太多的火出來，再加上有被子的防護，外界的邪氣也不容易進入人體，辛苦工作了一天的衛氣也終於能休息了。但是，如果人體出現陰虛的現象，陰不能制陽，陽蒸騰氣化津液，就會使得津液蠢蠢欲動。

白天衛氣充足，津液溜出體外的機會少，到了晚上，衛氣一休息，津液一有機會就從毛孔中排出來。但人一醒來，衛氣慢慢又充足了，津液又變得規矩起來。這就是盜汗。

## ◎當歸地黃茶清熱、滋陰、止汗

盜汗的發生跟陰虛內熱有關，再加上盜汗使人的津液不斷外泄，會使人體陰虛的症狀更加嚴重。所以，經常盜汗，宜滋陰止汗。居家調養，可以用當歸六黃茶來改善。

當歸六黃茶源自滋陰瀉火、固表止汗的經典名方——當歸六黃湯。當歸六黃茶，顧名思義，這款茶裡有當歸和「六黃」。六黃，指的是黃芩、黃連、黃柏、熟地黃、生地黃、黃芪。

當歸養血增液，有助於制約心火；生地黃、熟地黃入肝、腎經，有滋補腎陰的作用。當歸、生地黃、熟地黃配伍使用，可補陰制火，使身體陰虛火旺的

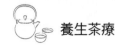

症狀得到緩解。

　　盜汗的人因為陰虛而不能制約心火，故而需要清熱瀉火，方中黃連清瀉心火，黃芩、黃柏瀉火除煩，這三味藥物又能助當歸、生地黃、熟地黃補陰，使虛火不擾動，盜汗自然就能緩解。

　　出汗過多可導致衛氣虛，因而盜汗的人也需要補氣，方中黃芪是補氣的要藥，有助於固護衛氣。

　　當歸與「六黃」配伍使用，養血育陰、清熱瀉火拼進，標本兼顧，同時益氣固表，所以能產生很好的固表止汗作用。

---

### ☕ 當歸六黃茶

**成分：**

當歸、生地黃、熟地黃、黃芩、黃柏、黃連各 3 克，黃芪 6 克。

**用法：**

水煎取汁，每日 1 劑，分數次服完。

**功效：**

滋陰瀉火，固表止汗，適用于陰虛火旺所致的盜汗。

---

## ◎如何區分生理性出汗、自汗、盜汗

　　《黃帝內經》中說：「搖體勞苦，汗出於脾。飲食飽甚，汗出於胃。」意思是強體力勞動、長跑或飽食熱飲或食辛辣食物可導致出汗，這種出汗屬於生理性出汗。另外，穿衣過厚、天氣炎熱、情緒緊張等也有可能導致出汗。這都是正常現象。

自汗是指人在醒著的時候，衣著合適，沒有進行運動，沒有其他可導致出汗的因素干擾，而汗液自己排泄出來。

盜汗是以入睡後汗出異常，醒後汗出即止為特徵的一種病徵。一般輕度、中度盜汗在人醒過來之後出汗就會停止或緩解；重度盜汗的人剛入睡就出很多汗，汗出後可驚醒，醒後出汗立即停止，再入睡又會出汗，而且出汗量大，常帶有淡鹹味。

當出現自汗、盜汗時，不要盲目進補，也不要忽視，要及時就醫，在醫生的指導下正確用藥。要知道人體的陽氣會隨著汗液流出體外，而陽氣是人生命活動的基礎，陽氣大量排出體外可造成陽虛，並有可能引發疾病。

# 陰陽失調長口瘡，可用砂仁竹葉黃柏茶

口腔潰瘍大家都不陌生，不少人還常常被它打擾，而且口腔潰瘍像個無賴，來了怎麼也得「玩」幾天再走。大多數人習慣了長潰瘍就去藥店買個潰瘍貼，哪裡痛就往哪裡貼，然後再就吃點兒降火藥，多喝水，一般一周左右口腔潰瘍創面就能癒合了。但是，如果經常得口瘡潰瘍，或者反復發作，長期無法治癒的話，那就要警惕了，要看是不是身體的其他某些系統，特別是腑髒出現了問題。

## ◎口腔潰瘍也分實火、虛火

口腔潰瘍的發生與陰陽失調、內火旺盛有關。內火又分兩種，一種是陽盛導致的實火，另一種是陰虛導致的虛火。

實火就是實熱證，一般由飲食不當導致的。實火導致的口腔潰瘍起病急，

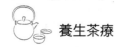 

病程短，經常一夜之間就出現了，而且潰瘍面積比較大、偏深，疼痛厲害，潰瘍表面呈黃色，周圍紅腫。

虛火為虛熱證，常是因為陰虛火旺導致的上火假像。虛火導致的口腔潰瘍秉承比較長，經常反復發作，有的可持續十幾天甚至幾個月，但疼痛不明顯，潰瘍表面顏色比較淡，為淺紅色或白色，周圍紅腫不明顯。

治療口腔潰瘍，一定要辨證。有的人一出現口腔潰瘍就清熱瀉火，這只對實火型口腔潰瘍有效，但對於虛火型口腔潰瘍的人來說，相當於雪上加霜，使身體更加陽虛。另外，濫用瀉火藥可損傷人體的免疫力，影響脾、胃、腎等髒腑的功能，造成消化不良、腹瀉、手腳冰涼等虛寒症狀。

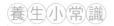

### 怎樣分清虛火和實火

有的人總是分不清自己是虛熱還是實熱，其實方法很簡單，就是對比症狀。除了觀察潰瘍面外，實火還有面色潮紅、唇色發紅的症狀，需用黃連、黃柏、升麻等苦寒藥清熱瀉火。虛火的人常出現手腳冰涼、倦怠乏力、嗜睡等症，治療上宜滋陰降火、引火下行。

## ◎砂仁竹葉黃柏茶，調和陰陽、補益脾腎

對於實火型口腔潰瘍，可用苦寒之藥瀉火；虛火型口腔潰瘍則應滋陰降火。這裡給大家推薦一款茶飲，實火、虛火的人都能飲用，只要根據體質變換一下藥物的用量即可。

## 砂仁竹葉黃柏茶

**成分：**

黃柏 10 克，竹葉 10 克，砂仁 5 克，甘草 5 克。

**用法：**

上述藥物放入砂鍋中，加入 1 碗半的水，煎至 1 碗左右，再加少許水繼續煎，後反復一次，煎至 1 碗左右。代茶飲用，每日 1 劑，分 2 次服用。

**功效：**

順氣補氣，調理脾腎，清熱燥濕。

黃柏性寒，味苦，可清熱燥濕、瀉火解毒，是改善腸胃積熱的常用藥；竹葉既能清熱降火，又能養陰生津，中醫裡常用來治療熱病煩渴、虛煩失眠、口瘡等症；砂仁性溫，味辛，有化濕開胃、溫脾止瀉、理氣寬中的作用；甘草益氣健脾、調和藥性。

這款茶性質改變的關鍵在於黃柏和竹葉的用量，它們是「紅花」，砂仁和甘草其實是協助陪存的「綠葉」。上述茶方中標明的用量，是針對長期氣血兩虛導致的虛火過旺，而使口腔潰瘍反復發作之證。目的在於先將身體裡的火壓下去，然後再順氣補氣、調理脾胃。黃柏苦寒，可袪實熱。如果是濕熱型口腔潰瘍飲用，可根據症狀程度適當增加黃柏的用量，但每天不宜超過 15 克，以免藥物服用過量而導致不適。

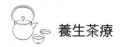 

# 人參茯苓茶——適合易水腫的人

水腫即身體水腫，可以是全身水腫，也可以是某個部位水腫。人為什麼會水腫呢？中醫認為，水腫跟水濕停滯體內有關。腎主水，腎能對全身水液進行調控與排泄；脾主運化，有運化水濕的作用。而腎屬水，脾屬土，土可制水，說明脾對水液的運送、津液的化生同樣起到制約的作用。如果身體脾、腎功能出現了異常，水濕就不能及時排出體外，就容易氾濫成水腫。

## ◎人參茯苓茶溫補脾腎，利水消腫

陽氣對人體有溫煦作用，它還是推動臟腑器官正常運轉必不可少的動力。脾陽、腎陽不足，脾運化水濕、腎主水的功能就會受到影響，使水濕內停，泛濫於皮膚之下，造成水腫。因此，經常水腫的人日常調養應益脾氣、補腎陽、利水消腫，可以用人參茯苓茶來調理。

### 人參茯苓茶

**成分：**

人參、茯苓各等分。

**用法：**

將人參、茯苓加水煎取藥汁，代茶飲用。

**功效：**

益氣補陽，利水祛濕，消除水腫。

人參是補氣第一藥，《神農本草經》記載其能「補五臟，安精神」。脾腎陽虛的人適量進補人參，能起到很好的益氣健脾、溫腎補陽的作用。

茯苓是很有名氣的除濕中藥。張景岳在《本草正》中記載：「茯苓，能利竅袪濕，利竅則開心益智，導濁生津；袪濕則逐水燥脾，補中健胃。」中醫裡常用茯苓來治療水濕內滯導致的胃口不好、精神萎靡、失眠多夢、心神不安、水腫、尿少等症。

在用人參茯苓茶調補脾腎時，可根據水腫的情況來調整藥物的用量，例如水腫比較嚴重時，可加大茯苓的用量，以增強袪濕的作用，也可以加入薏仁、荷葉等有健脾利濕作用的茶材。

## ◎每天泡泡腳也能利水消腫

袪濕消腫除了健脾腎，還有一個方法——出汗。每天泡泡腳，通過水溫的刺激，可使人體血液迴圈加快，身體裡會產生熱量而出汗。汗液可以帶走身體的一部分水濕，尤其是腿部的水濕。水濕停留在腿部，容易使人腿部腫脹，形成所謂的「大象腿」。每天用溫熱的水泡腳，能促進腿部的氣血循環，改善腿部水腫的現象。

養生小常識

### 易水腫的人要少吃鹽

人體內的鈉和鉀負責將體液維持在一定的濃度，當吃鹽過多時，體內鹽分濃度上升，為中和鈉的濃度，身體會自動積存多餘水分，本應作為尿液或汗液排出的水分被強制留在體內，使身體變得水腫。所以經常水腫的人要避免吃過鹹的食物，每天鹽的攝入量控制在 6 克以內。

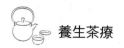

# 肋脅痛，玫瑰柴胡蘋果茶疏肝止痛

肋脅是肝經循行的必經之路，肋脅痛的發生多與肝經異常有關。中醫裡說，「思則氣緩」「思則氣結」，一個人思慮過度，就會使身體的氣機變得緩慢，肝主疏泄的功能受到影響，造成肝鬱氣滯，久之則會化火，尤其是身體有水濕內滯的人，極其容易引起肝經濕熱，從而導致肝經循行的兩肋脅疼痛。

## ◎玫瑰柴胡蘋果茶疏肝解鬱、清除濕熱

對於肝經濕熱引起的兩肋疼痛，要疏肝解鬱、清除肝經濕熱。生活中一些常見的藥物、食物就能幫助我們疏肝氣、清熱除濕，如玫瑰、柴胡等。

玫瑰花是解鬱的佳品，最能理氣活血、疏肝解鬱、和胃止痛。肝經濕熱引起的胸脅、腹部脹痛，泛酸、噯氣等，都可以用玫瑰花來調理。

柴胡是一味退熱疏肝、解鬱鎮痛的良藥，是治療肝鬱氣滯、胸脅脹痛的常用藥。而且柴胡有升散燥濕的功效，有助於祛除肝經濕氣，使身體的內環境更加清潔健康。

蘋果是一種最常見的保健水果，民間有「一天一蘋果，醫生遠離我」的說法，說明蘋果有很高的營養價值。其實，蘋果還有一定的藥用價值，它性平，味甘、酸，可清熱止咳、安神除煩、利尿排毒，可謂是集清熱除濕、生津補益於一體。

## 玫瑰柴胡蘋果茶

**成分：**

乾玫瑰花 2 朵，柴胡 5 克，蘋果半個。

**用法：**

蘋果洗淨，切薄片，與玫瑰花、柴胡一起放入茶杯中，沖入沸水，加蓋悶泡 5~10 分鐘即可。代茶飲用，每日 1 劑。

**功效：**

疏肝解鬱，清熱除濕，行氣止痛，適用於肝經濕熱所致的胸脅、腹部脹痛。

## ◎別把脅痛不當回事

有的人認為既然脅痛是肝鬱氣滯、肝經濕熱造成的，只要保持好的心情，多吃疏肝理氣食物就可以了。其實不然，一些疾病也有可能導致脅痛，如急慢性肝炎、膽囊炎、膽結石、膽道蛔蟲、肋間神經痛等。因此當出現脅痛時，特別是胸悶、腹痛、心悸等症狀時，一定要及時就醫。

## ◎按摩疏肝氣，緩解脅痛

適當的按摩有助於疏肝氣，使肝經循行順暢，對緩解脅痛很有益處。按摩的方法很簡單，自己按摩就可以。

在疼痛的部位輕輕地按揉 3~5 分鐘，每日 2 次，以理氣止痛。

單手從上至下摩擦胸脅部位，經過痛點時，可加大力度和增加按摩的時間，反覆按摩 100 次，有助於疏肝理氣。

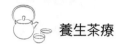 養生茶療

# 濕疹是濕熱重，連翹敗毒茶可除

　　濕疹，現代醫學將其歸於過敏反應，濕疹非常折磨人，若是抓不住病根，很難徹底治癒，而且一旦發作奇癢無比。中醫認為，濕熱、傷陰、血風等都有可能導致濕疹，不同的病因，治療的方法也有所不同。一般來說，濕熱是引發濕疹最常見的原因，濕熱型濕疹也是臨床上常見的濕疹類型。

## ◎濕熱型濕疹的主要症狀

　　風濕入侵人體，鬱積肌膚，鬱而化熱，表現在皮膚上就是濕疹。濕熱型濕疹有如下主要症狀：

- 發病急，也就是人們常說的急性濕疹。
- 局部皮膚出現灼熱紅腫，或有大片的紅斑、丘疹及水疱等。
- 滲水較多，水多為黃色，淋漓不盡，發黏，有腥味，結痂後變得像黃色的松脂一樣。
- 皰疹抓撓潰破後，會表現為明顯的點狀滲出，以及小糜爛面。
- 常伴有舌質發紅、舌苔薄黃、大便乾燥、小便赤黃等症。

## ◎連翹敗毒茶，清熱利濕治濕疹

　　既然濕疹是由濕熱引起的，治療時自然應以清熱利濕為原則，居家調理可用連翹敗毒茶。連翹是一味清熱解毒的中藥，性涼，味苦，能輕清上浮，是治療上焦（包括心、肺）諸熱的良藥，具有疏風散熱、涼血解毒、消腫散結等功效，對於肺經濕熱所致的濕疹有療效。

## 連翹敗毒茶

**成分：**

連翹 5 克，金銀花 3 克，綠茶 2 克。

**用法：**

將連翹、金銀花、綠茶一起放入杯中，沖入適量沸水，加蓋悶泡 5~10 分鐘即可。代茶飲用，每日 1 劑，分數次服用。

**功效：**

疏風散熱，清熱利濕，宣肺透疹，解毒。

連翹敗毒茶還加入了金銀花和綠茶，其中金銀花自古就是清熱解毒的良藥，性寒，味甘，氣味芳香，可清熱而不傷胃，又能芳香透達，宣散風熱，涼血解毒，常用於各種熱病的治療，如身體發熱、熱毒瘡癤等。綠茶性涼，具有清熱袪火的作用。

其實連翹敗毒茶還可以外用，方法為：將連翹、金銀花、綠茶放入砂鍋中，加入適量水煎取藥汁，待藥汁晾溫後，用來塗洗患有濕疹的部位，每日3~5次，治療濕疹的效果也十分理想。內外同治效果會更好。

## ◎濕熱型濕疹的日常調理

多吃具有清熱利濕的食物，如薏仁、綠豆、紅豆、馬齒莧等，還可以在醫生的指導下服用龍膽瀉肝丸、龍膽瀉肝湯等中成藥。

平時可用溫水清洗濕疹部位，切忌用熱水燙，少洗澡，尤其不可以長時間泡澡，以免起丘疹，或是皰疹潰破。

不要用肥皂等刺激性物品洗濕疹部位，以免產生刺痛。

忌吃魚腥、海鮮、羊肉等發物。

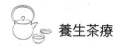 

# 黃疸，茵陳退黃茶清肝利膽

說到黃疸，很多人會想到新生兒黃疸。其實黃疸也會發生在成年人身上。黃疸的特點還是很明顯的，主要是全身皮膚發黃，雙目也發黃，還常覺得口渴、身體發熱、腹脹、胃口差，小便發熱，小便的時候尿道有些輕微赤痛。如果這個時候去醫院做肝功能檢查，血膽紅素會高於標準值。

黃疸患者多有口渴、身體發熱、腹脹、胃口差、小便熱痛等症狀，說明肝膽裡有濕熱。膽汁的分泌有賴於肝膽的正常功能，如果肝膽有濕熱，濕熱上蒸，膽汁不循常道，而溢於皮膚，就會發生黃疸。

## ◎加味茵陳茶，清熱利濕、疏肝利膽

對於肝經濕熱所致的黃疸，除了用西醫治療外，還可以用一些清肝利膽、清熱利濕、退黃的中藥進行調理，茵陳就是不錯的疏肝利膽退黃藥。

茵陳具有清濕熱、退黃疸的作用。可以用於濕熱黃疸、小便不利、風癢瘡疥、傳染性黃疸型肝炎等疾病的預防和治療。據《本草綱目》記載：「茵陳除風濕寒熱邪氣，熱結黃疸，久服輕身益氣耐老。」用茵陳泡茶飲用，或者煮成茵陳粥，可保護肝膽，預防肝膽濕熱，用茵陳、金錢草等泡茶飲用，對肝膽濕熱引起的黃疸有顯著的輔助治療作用。

## 茵陳退黃茶

**成分：**

茵陳10克，大葉金錢草、鬱金各5克，白糖適量。

**用法：**

將茵陳、大葉金錢草、鬱金裝入紗布袋中，入砂鍋，加水適量，小火煎煮 10 分鐘，取汁，加白糖，代茶飲用，每日 1 劑，分數次飲用。

**功效：**

清熱利濕，疏肝利膽，退黃疸。

這款茶裡，除了茵陳外，還增加了大葉金錢草和鬱金。其中，大葉金錢草性涼，味甘、微苦，入肝、膽、腎、膀胱經，具有清熱解毒、散瘀消腫、利濕退黃、通淋通便等功效；鬱金不但能活血止痛、行氣解鬱，還有清心涼血、利膽退黃的功效。茶裡加入白糖，不僅能改善茵陳的苦味，還能保護肝脾。

這款茶的材料也可以煮粥：先將茵陳、大葉金錢草和鬱金用少許冷水浸泡30 分鐘，然後放入砂鍋裡煎取藥汁，再用藥汁與大米煮成粥，最後用白糖調味即可。

茵陳蒿不僅可以入藥，它的嫩苗可作菜蔬，在李時珍《本草綱目》裡也有這樣的記載，「今淮揚人二月二日，猶采野茵陳苗和粉作茵陳餅食之。」説的是每年的二月二，淮揚地區的人們就開始採食茵陳的嫩苗做成茵陳餅來吃。直到現在，民間現也有以米粉製作茵陳糕、茵陳團子的習慣。

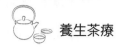

## ◎春季肝炎流行，也可用茵陳蒿茶預防

春天氣溫上升、天氣回暖，病原微生物逐漸活躍，流行性肝病的發病率會增加。此外，受到春季潮濕氣候的影響，慢性肝炎患者也很容易舊病復發。中醫説「百草回芽，百病發作」就是這個道理。

中醫認為肝炎主要是肝膽濕熱所致，所以預防和治療的關鍵就在於清熱利濕，也可以用茵陳。

### ☕ 茵陳蒿茶

**成分：**

茵陳蒿、白芍各10克，大棗5枚，山梔子、柴胡各6克。

**用法：**

煎湯飲服，每日1劑。

**功效：**

對清熱利濕、預防肝炎有很好的作用。

這款茶中，不僅包含茵陳蒿這味主材，還有白芍、大棗、柴胡等藥材相互作用。白芍、大棗、柴胡三味藥也具有很好的護肝作用。

白芍性涼、味苦、微寒，具有平肝止痛、補血柔肝、斂陰收汗等功效。此外，白芍還常常被用於治療陰虛發熱、月經不調、崩漏瀉痢腹痛、胸腹脅肋疼痛等，也能夠減緩膽囊炎、膽結石等的疼痛。柴胡有和表解裡、疏肝升陽的作用。大棗則有很好的補肝養血作用。

## ◎華佗三試青蒿草

中國藥學家屠呦呦（音憂）因發現抵抗瘧疾的青蒿素而獲得諾貝爾獎，一時間大家都想瞭解青蒿到底是什麼。其實青蒿作為藥用古已有之。

傳說，有一個黃癆病人（黃疸），面色薑黃，眼睛凹陷，瘦似刀螂，找華佗治病。華佗見病人得的是黃癆病，皺著眉搖了搖頭說，我對這病也是無能為力呀！

半年後，華佗又碰見那人。誰想這個病人不但沒死，反倒變得身體強壯、滿面紅潤了。華佗大吃一驚，急忙問這病是哪位醫生治好的？病人告訴華佗說，他並沒有吃藥，而是吃了一種綠茵茵的野草。

病人把野草拿給華佗看，華佗一看，原來是青蒿，於是他到地裡採集了一些，給其他全身發黃的病人試服，但試了幾次，均無效果。華佗又去問已痊癒的病人吃的是幾月的蒿子，他說三月裡的。華佗明白了：春三月，陽氣上升，百草發芽，也許三月的蒿子有藥力。

第二年春天，華佗又采了許多三月的青蒿，給黃癆病人服用，果然吃一個好一個，但過了三月青蒿又沒有功效了。為摸清青蒿的藥性，第三年，華佗把根、莖、葉分類試驗發現，只有幼嫩的莖葉可以入藥治病，並取名「茵陳」。

這就是「華佗三試青蒿草」的傳說。他還編歌供後人借鑒：「三月茵陳四月蒿，傳給後人切記牢。三月茵陳治黃癆，四月青蒿當柴燒。」

第七章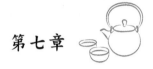

# 男女疾病，喝茶調養安全又方便

　　一些常見的男科、婦科疾病或症狀，沒有達到需要治療的程度，但卻會帶來諸多不便或不適，通過喝茶進行調理，往往能達到事半功倍的效果，而且安全又方便。

# 月經推遲為血虛，四物湯很管用

不少女性月經經常不規律，或早來或晚來，如果是推遲 7 日以上，甚至 40~50 日才來一次月經，這就是月經推後。

月經推後還多伴有如下情況：月經量少，有的人月經來潮後一兩天就結束了；月經的顏色黯，有血塊；小腹冷痛，怕冷，經常手腳冰涼，臉色蒼白等。

出現這種情況，跟身體血虛有很大的關係。肝藏血，相當於人體的血庫，血庫充盈，肝的疏泄功能正常，月經也會正常；如果血庫枯竭，或是肝失疏泄，經量就會少。

## ◎血虛既要補血養血，還需兼顧益氣健脾

中醫講究對症下藥，因血虛而導致的月經不調，調理上就應以補血養血為重點，當歸、川芎、阿膠、白芍、桑葚、紅棗等都是補血養血的佳品，適合血虛的女性用來做藥膳，或者在醫生的指導下服用。

氣看不見摸不著，它的運行需要一個載體，這個載體就是血。如果血虛，氣就無可依附，所以血虛也常常伴有氣虛，這就意味著血虛的女性也要兼顧益氣健脾。黃芪、人參、黨參、西洋參、白朮、山藥等藥物具有健脾益氣養氣的作用，血虛的人宜在醫生的指導下，搭配補血藥一起服用。

## ◎四物湯：婦科養血第一方

補血調經，首選四物湯。四物湯由元代名醫朱丹溪創制，有補血行氣、養肝調經的作用，素有「婦科養血第一方」之稱。四物湯由當歸、川芎、白芍和

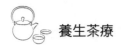 

熟地黃四味中藥組成，這四味藥物都是益血的良藥。

當歸是補血活血、調經止痛的要藥，常用於血虛所致的面色萎黃、眩暈心悸，及血虛兼血瘀所致的月經不調、閉經、痛經等。

熟地黃具有滋陰補血、益精填髓的功效，中醫裡常用于肝腎陰虛、腰膝酸軟、盜汗遺精、血虛萎黃、月經不調、崩漏下血、眩暈耳鳴等症。熟地黃與當歸搭配，補血活血的效果增強。

白芍能養血柔肝，《唐本草》說它「益女子血」，對月經不調有著很好的療效。

川芎也是婦科常用主藥，還是治療頭痛的良方。川芎具有行氣、養血、止痛的功效，適當服用能緩解痛經、月經量少等症。

## 四物湯

**成分：**

當歸、熟地黃、白芍、川芎各 6 克。

**用法：**

將以上材料用水 600 毫升，小火煎至 200 毫升，取汁服用，在月經結束那一天起，每天喝 1 次，連喝 3 天。

**功效：**

行氣養血、調經止痛，適用於血虛引起的臉色萎黃、蒼白、月經量少、痛經等症。

四物湯有一個很大的特點，就是靈活運用。靈活運用包括兩個方面，一是改變藥物的比例，可以取得不同的效果，例如重用熟地黃、當歸，輕用川芎，則是一個補血良方，而重用當歸、川芎，行氣、活血、化瘀的作用顯著；二是

可增加或減少藥物，例如桃紅四物湯就是在四物湯的基礎上增加桃仁和紅花，養血活血、化瘀止痛的功效更加顯著。

需要注意的是，四物湯中的川芎、當歸具有活血的作用，所以月經期間不能喝四物湯，否則容易導致月經量增多。

# 月經提前屬氣虛，黃芪白芍茶補氣調經

月經，顧名思義，就是「一月一行」，「月月如期，經常不變」。月經還有一個別名，叫作「月信」，「信」是講信用的意思，但是現在很多女性的月經卻經常不講信用，不按照月經的日期來。這就是月經不調。

月經不調包括兩方面，一是月經週期不規律，或提前，或延後，或先後無定期；二是月經量發生變化，或變多，或減少。中醫認為，月經週期的變異多與臟腑功能紊亂有關，經量的多少與氣血的虛實有關。女性需要根據月經不調的症狀，結合身體情況，以找到導致月經不調的原因，再進行正確的調養。

## ◎女性氣虛，月經就會不受控制

正常人的月經週期是 28 天，提前或推遲 3~5 天屬於正常範圍。有些人月經每月提前，而且量很大，這是氣虛的標誌。

為什麼氣虛會使月經變得自由而隨性呢？這需要從氣的功用說起。氣為血之帥，氣可攝血，使血在經脈中沿著特定的路線前進。如果氣虛，氣攝血的力度變弱，血就會變得任性起來，要掙脫氣的約束，就會出現月經提前報到、月經量變多的情況。

氣虛引起的月經不調，最典型的特徵就是月經提前 7 天甚至 10 多天來，而

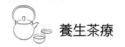

且量多，月經的顏色比較淡，質地稀。因為身體氣虛，故而也常伴有身體乏力困倦、手腳冰涼、心悸、聲音低怯、精神萎靡等症狀。

## ◎黃芪白芍茶益氣養血，使月經如常

對於氣虛所致的月經不調，調養時應以健脾益氣為重點，因為脾是氣血生化之源，脾強健則可促使氣的化生。血為氣之母，氣的化生以血為物質基礎，故而氣虛的女性要兼顧養血。日常調理可選用黃芪白芍茶，以健脾益氣，柔肝養血。

---

### ☕ 黃芪白芍茶

**成分：**

黃芪 10 克，白芍、當歸各 5 克，甘草 3 克。

**用法：**

水煎取汁，代茶飲用。或將材料搗碎，裝入紗布袋中，沸水沖泡，代茶飲，沖飲至味淡。每日 1 劑，分 2 次飲用。

禁忌：月經期間暫停服用。

---

黃芪是補氣要藥，它的滋補作用跟人參差不多，但性質相對平和，補而不燥，是調理女性氣虛的佳品；當歸補血和血、調經止痛，白芍養血柔肝、緩中止痛，兩者配伍，養血補血的效果良好；甘草是藥方和藥膳之中經常用到的材料，有益氣補氣、調和藥性的作用。中醫上有「十方九草」之說，這個「草」指的就是甘草。

# 受寒痛經，喝烏胡茶溫經止痛

痛經是幾乎每個女性都經歷過的，有的女性疼起來還非常嚴重，甚至無法正常工作。有的人生完孩子之後有所緩解，但有的怎麼都擺脫不了痛經的糾纏。

那麼，痛經是什麼呢？張仲景在《金匱要略方論》中說：「經水不利，小腹滿痛，經一月再見。」《沈氏女科輯要箋正》中則解釋道：「痛經系月經前後感到腹痛、腰痛者，甚至劇痛難忍，且月經過後，自然消失。」

導致痛經的原因有很多，有的是生活習慣、情緒不穩定等引起的，也有的是生殖器官發生器質性病變導致的。

西醫對痛經的分類比較簡單，主要分為兩種：一種是原發性痛經，一種是繼發性痛經。原發性痛經經常發生在年輕女性身上，疼痛常呈痙攣性，有時重有時輕，臥床休息和熱敷都可以緩解，痛經往往隨著結婚生子會有相應的改善；繼發性痛經是因生殖系統病變而發生的痛經。

中醫則對痛經的辨證分型較多，常見的有氣滯血瘀型、肝腎虧損型、風寒濕乘型、氣血虛弱型等。不同的證型，調理重點也不同。

## ◎不通則痛，寒凝氣滯導致痛經

中醫裡強調：「通則不痛，痛則不通。」在正常情況下，如果人體氣血順暢，就可將子宮內膜「化」成經血排出體外，就不會有痛經、血塊等氣滯血瘀的表現。但是，如果子宮受了寒，因為寒氣有凝滯的特性，體內的氣血被寒氣凝滯了，就是不通了，就會出現經期疼痛的現象。

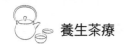 

## ◎烏胡茶溫經、散寒、止痛

氣血得溫而行，要想使凝滯的氣血運行通暢，關鍵在於溫經散寒，同時兼顧止痛。烏胡茶不僅有止痛的作用，還可溫經散寒，從源頭上使氣血通暢，從而預防和緩解痛經。

### 🍵 烏胡茶

**成分：**
烏藥、延胡、香附各 5 克，肉桂 3 克。

**用法：**
上藥共研細末，沸水沖泡，每日 1 劑。連服 3~5 天。

**功效：**
溫經行氣止痛，適用於因受寒所致的痛經。

這款茶組方相對簡單，其中，烏藥有行氣止痛、溫腎散寒的作用，常用於寒凝氣滯所致的腹痛、痛經，以及腎陽虛引起的遺尿、尿頻等症。

延胡又名延胡索、玄胡、元胡，可活血、行氣、止痛，是常用的止痛藥，擅長治療胃痛、心絞痛、肝鬱之胸脅疼痛，以及氣血凝滯所致的痛經，氣血瘀滯所致的瘀腫疼痛等。

香附具有理氣解鬱、調經止痛的功效，常用于肝鬱氣滯之胸脅、脘腹脹痛、消化不良、月經不調、閉經、痛經、乳房脹痛等症。

肉桂性熱，可補火助陽、引火歸源、散寒止痛、活血通經。

## ◎艾葉生薑茶溫經散寒、活血破瘀

寒凝不僅會引發痛經，還會導致血瘀閉經，對於這類閉經，可以用生薑艾葉茶活血散寒化瘀。

### 艾葉生薑茶

**成分：**

艾葉 9 克，生薑 15 克，紅糖適量。

**用法：**

艾葉、生薑加水煎煮 30 分鐘，取藥汁，加紅糖攪勻即可。
代茶飲用，每日 1 劑，直至月經恢復。

**功效：**

溫經散寒，行氣活血，祛瘀止痛，適用於寒凝血瘀所致的
月經量少、痛經、閉經等症。

養生小常識

### 痛經不要盲目吃止痛藥

很多女性經期會痛經，由於無法忍受痛經的痛苦而選擇吃止痛藥。雖然止痛片能快速緩解痛經，但也不能當作長期緩解痛經的方法來使用。因為服用止痛片過多，會造成神經系統功能紊亂、記憶力衰退和失眠等不良後果。如果痛經實在厲害，無法耐受，則可吃 1~2 片止痛藥以對付疼痛。

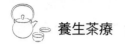

# 愛發脾氣又痛經，就喝川芎調經茶

　　還有一種常見的痛經證型，即氣滯血瘀引起的痛經。很多人聽到氣滯血瘀會覺得耳熟，那麼什麼是氣滯血瘀呢？氣滯血瘀是指氣滯和血瘀同時存在的狀態，一般是因為情志不暢，經常生氣又得不到釋放，引起肝氣內結，氣機下沉於小腹，時間長了即可造成血瘀。「不通則痛」，氣滯血瘀可使子宮脈絡瘀堵，經血出得不暢，就會出血疼痛的症狀。

　　氣滯血瘀型痛經跟寒性痛經有些相同，都是因為不通而出現疼痛。不同的是，寒性痛經是因為受寒而引起，氣滯血瘀型痛經則跟肝氣鬱結有關。如果你月經前心情煩悶、胸悶不舒，常為小事而大發脾氣，伴有乳房及胸脅部脹痛，月經來後第 1~2 天或者經前 1~2 天發生小腹疼痛，待經血排出流暢時，疼痛逐漸減輕或消失，且經血顏色暗，伴有血塊，那麼，這很可能就是氣滯血瘀型痛經。

## ◎川芎調經茶疏肝氣、活血祛瘀

　　對於氣滯血瘀引起的痛經，調養的時候需要注意兩點：一是要解鬱，疏肝氣，使肝的疏泄功能恢復正常，身體氣機順暢，這樣氣才能推動血的運行；二是活血祛瘀，既然有瘀了就得疏通，把瘀堵清除，管道通了，也就不痛了。

　　這裡給氣滯血瘀型痛經者推薦一款行氣解鬱、活血祛瘀的調經茶方——川芎調經茶。

## 川芎調經茶

**成分：**

紅茶、川芎各 6 克，月季花 5 克，紅糖適量。

**用法：**

將紅茶、川芎、月季花裝入茶包，放入茶杯中，用適量沸水沖泡，燜 15 分鐘，加紅糖攪勻即可。每日 1 劑，隨時熱飲。

**功效：**

理氣開鬱、活血止痛，適於經前腹痛、經行不暢、脅腹脹痛等。

紅茶性溫，有舒張血管的功效。氣滯血瘀常使經脈堵塞，紅茶使血管擴張，能起到疏導作用，使經脈裡的「堵車」現象得到緩解。氣血遇寒則凝，氣滯血瘀型痛經者如果受寒會加重瘀堵的現象，所以用溫性的紅茶也是很合適的。

川芎，古人稱之為「血中之氣藥」，其辛溫香燥，活血化瘀，對瘀血阻滯導致的痛經、經行不暢、頭痛等有很好的療效。川芎還有行氣解鬱的作用，也常用於肝氣不舒、肝氣鬱結的調理。

月季花有活血調經、疏肝解鬱的功效，常用於氣滯血瘀所致的月經不調、痛經、閉經、胸脅脹痛等症。

這款茶裡加入了紅糖，有三個作用：一是調味，使茶的味道更易入口；二是補血，補充月經的失血；三是祛瘀，紅糖有活血的功效，可促進身體血液循環，有助於破除瘀血。

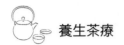 

每個人的身體狀況不同，氣滯和血瘀又各有偏頗。有的人偏於氣滯，經常胸悶不舒，喜歡歎氣，情緒低落，還伴有兩脅脹痛、打嗝、乳房脹痛的症狀，情緒波動的時候容易腹瀉、腹痛。有的人血瘀相對重，嘴唇呈暗紫色，皮膚粗糙且容易有瘀青，常長色斑，月經的顏色紫暗夾有血塊，血瘀嚴重的人還有可能閉經。因此，在調理月經時，也需要根據自己的情況來活用川芎調經茶。例如偏於氣滯者，可在茶裡加入疏肝解鬱的佛手；而血瘀重的，可加入紅花、桃花等活血化瘀藥。最好是諮詢中醫師。

### ◎心情舒暢的女人少痛經

相對於男性來說，女性對外界事物的反應更為敏感，更易受到內外情緒因素的影響而出現氣滯血瘀。因此，氣滯血瘀型痛經者要注意情志的調養。

當遇到不順心的事情時，要及時自我調節，可以聽聽音樂，參與戶外活動，讓自己的心情變好。精神壓力過大可導致人情緒抑鬱不舒，也可引起痛經，尤其是職場女性，更要注意放鬆身心。

# 經閉別擔心，用阿膠山萸巴戟茶來調理

女子年滿 18 周歲月經尚未來潮，或原來已經行經但又中斷 3 個週期以上，即為閉經。發生閉經的原因很多，生活環境、個性、飲食、先天稟賦不足、肝腎陰虛，或是久病不愈、勞累過度等都會導致閉經。這裡主要講講肝腎不足的問題。

「腎藏精」，腎精不足會影響女性激素的分泌，使女性生殖功能減弱。「肝藏血」，女性生理特殊，經、孕、產、更年期等會耗損肝血，而腎藏之精

與肝藏之血是同源關係。另外，肝主疏泄，精血的排泄又受到肝的影響和控制，如果肝血不足，長期精神抑鬱、情志不舒、煩躁易怒，都將直接影響到經血的正常排泄，導致月經異常或閉經。

## ◎阿膠山萸巴戟茶養肝血、補腎精

對於肝腎不足所致的閉經，調補的關鍵在於滋肝補腎。膠山萸巴戟茶由阿膠、白芍、山萸肉、巴戟天、甘草組成，具有滋補肝腎的作用，適合閉經的女性飲用。

《本草綱目》中記載，阿膠「療……女人血痛血枯、經血不調、無子、崩中帶下、胎前產後諸疾」，適用於因血虛而導致的面色萎黃、心悸失眠以及月經不調、閉經、月經過多性貧血、先兆性流產、不孕症等。

肝腎不足導致的閉經，不僅要養肝血，還要溫補腎陽、益精。山茱萸、巴戟天都具有滋補肝腎的作用，可用於肝腎虧虛所致的月經不調、宮寒不孕、腹部冷痛等症。

白芍有平肝止痛、養血調經、斂陰止汗等功效，常用於頭痛、眩暈、脅痛、血虛萎黃、月經不調、盜汗自汗等症的調理。

甘草有益氣健脾的功效，脾胃是氣血生化之源，脾強健有助於生血。甘草在這款茶中還有一個作用，就是調和藥性，能中和山茱萸、巴戟天的燥性，使茶方補而不膩不燥。

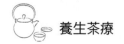 

## 阿膠山萸巴戟茶

**成分：**

阿膠、白芍、山茱萸各 9 克，巴戟天、甘草各 3 克。

**用法：**

阿膠烊化；山茱萸、巴戟天、白芍、甘草一起放入砂鍋中，加入適量水煎煮 30 分鐘，去渣取汁，加阿膠拌勻，代茶飲用。

**功效：**

補肝腎，益精血，對肝腎不足所致的月經不調、閉經、痛經等有改善作用。

## ◎如何判斷肝腎不足

很多女性出現閉經，以為是血瘀，就盲目活血破瘀。對於肝腎不足造成的閉經活血化瘀是沒有效果的。

怎麼判斷自己是不是肝腎不足了呢？人的身體很誠實，臟腑功能失調就會在身上留下蛛絲馬跡，肝腎不足的人常有如下症狀：

**腰膝酸軟**　肝主筋，主藏血；腎主骨，主生髓，為先天之本。肝腎不足會導致骨髓空虛、肌肉無力，肝不藏血則血不養筋，所以會出現腰膝酸軟、運動遲緩等現象。

**聽力減退**　肝腎同源，腎開竅於耳，耳為腎之官，腎氣通於耳朵。肝血、腎氣充足，則耳朵堅挺健壯，聽力敏銳；肝腎不足則會出現耳聾耳鳴、頭暈目眩等症狀。

**牙齒鬆動**　《黃帝內經》中記載：「女子七歲腎氣盛，齒更髮長。丈夫八歲腎氣實，髮長齒更，八八則齒髮去。」說的是女子在七歲左右因腎氣開始旺盛，所以更換牙齒，男子在八歲左右更換，而在六十四歲時因為腎氣衰竭造成牙齒和頭髮脫落。可見，牙齒的生長與堅固跟腎氣有著重大關係，如果腎氣不足，可引起牙齒過早鬆動、掉落或齒根外露。

**生殖能力弱**　《黃帝內經》中記載：「女子二七而天癸至，任脈通，太沖脈盛，月事以時下，故有子。」意思是說，女子到了 14 歲左右，腎氣影響出現天癸，天癸在女子表現為月經，這個時候女子有了生殖能力。如果肝腎不足，則會出現月經不調，量少甚至閉經，也有可能子宮發育不良。

**疲憊乏力，沒精神**　肝主情志，肝腎不足的人容易出現少氣懶言、神疲乏力、頭暈等症狀，對什麼都提不起興趣，而且面色蒼白泛黃。

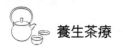 

# 帶下多有濕熱，蒲公英白果茶可除濕止帶

「濕熱帶下」是中醫裡的說法，相當於西醫裡所說的白帶異常。白帶是子宮的分泌物，它跟月經一樣，都是子宮健康的晴雨錶，如果子宮出現異常，會體現在白帶上。

一般來說，正常的白帶量少，顏色呈白色，帶黏性，無異味。如果白帶發黃、夾帶血絲、呈現乳白色豆腐渣樣、發出惡臭等，說明身體出現了陰道炎、宮頸炎症、盆腔炎、卵巢疾病、婦科腫瘤等婦科病，要引起重視，及時就醫。

## ◎蒲公英白果茶清熱祛濕、涼血止帶

中醫認為，脾虛無以運化水濕，肝鬱化火侵犯脾臟，濕熱蘊藉並下注至下焦而致帶下。對於濕熱帶下，需要清除濕熱、消炎止帶。患有濕熱帶下的女性在治療的同時，還可以用蒲公英白果茶進行調理。

## 蒲公英白果茶

**成分：**

蒲公英 20 克，白果 10 克。

**用法：**

將白果放入砂鍋中，加入適量水煎 15 分鐘左右，取汁，然後用來沖泡蒲公英（裝入茶包中），悶泡 5 分鐘即可。

代茶飲用，每日 1 劑。

**功效：**

清熱除濕，涼血利尿，解毒消炎，收澀止帶，適用於濕熱帶下之證。

　　蒲公英白果茶的組成很簡單，只有蒲公英、白果兩味藥物。蒲公英別名黃花地丁、婆婆丁、華花郎，是重要的清熱除濕藥茶，其性寒，味甘，最能清熱開泄、涼血利尿。蒲公英還有解毒消炎的作用，對全身上下的炎症都有很好的療效。

　　白果除了能定喘、止咳、化痰，治療咳嗽外，還有除濕解毒、收澀止帶的功能，很多中藥方劑常用白果來治療白濁帶下之證。白果與清熱利尿、解毒消炎的蒲公英配伍使用，除濕止帶效果更強。

## ◎多吃健脾祛濕之品，遠離辛辣刺激

　　濕熱帶下與脾失健運、不能運化水濕有關，因此濕熱帶下的女性平時宜多吃山藥、扁豆、蓮子、白果、薏仁、蠶豆、綠豆、芡實、黑木耳、豇豆、核桃仁、淡菜、芹菜、豬肚等健脾利濕的食物。辛辣食物，如蔥、蒜、薑、辣椒、

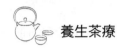 

酒等可助熱，加重帶下症，要少吃或不吃。

## ◎小心！子宮疾病可導致白帶異常

若白帶出現變化，很可能是生殖器官功能發生變化或出現病變的先兆

| 子宮疾病 | 白帶異常分析 |
|---|---|
| 骨盆腔炎 | 骨盆腔炎可導致白帶增多，顏色發黃，質稀，同時伴有腹痛的症狀 |
| 子宮頸糜爛 | 女性若患有子宮頸糜爛，白帶一般呈黃色，濃且黏，多數沒有異味 |
| 子宮內膜異位症 | 若患有子宮內膜異位症，可出現血性白帶，即白帶中混有血液，白帶質地從總體上呈黏液性或膿性 |
| 子宮頸癌 | 早期白帶有可能是血性白帶，到晚期時多呈血水樣白帶 |
| 滴蟲性陰道炎 | 黃色或黃綠色膿性白帶，同時帶有腥臭味 |
| 念珠菌陰道炎 | 白帶多數呈乳白色豆腐渣樣，並伴有異味 |

一些女性發現自己白帶異常時，就以為是陰道環境不乾淨造成的，於是反複用私處洗液清洗陰道、外陰。這種做法是不正確的。洗液可使陰部環境發生改變，讓病菌有了可乘之機，白帶也越洗越多，還有可能洗掉陰道裡的抗菌物質而患上婦科病。當白帶出現異常時，要及時就醫，排查導致白帶異常的原因，做到早發現早治療。

# 蓮子芡實茶──適合遺精者

遺精（夢遺）即在沒有性生活時發生射精，是很多青年男性的煩惱。遺精基本上可以說是一種生理現象，因為正常成年男性約有 90% 發生過遺精，但是由於諸多原因，很多男性以為遺精是一種疾病。

一般來說，健康未婚男子或者婚後分居，每月遺精 1~2 次屬正常現象，也有的人一個月遺精 4~5 次。如果遺精太頻繁，一周數次或者一夜數次，甚至清醒的時候也會出現遺精，則是病理性遺精。

## ◎頻繁遺精說明腎出了問題

導致遺精的原因有很多，如心理因素、生殖疾病等。從中醫的角度來看，遺精多是腎的事兒。腎有藏精的功能，精又分先天之精和後天之精。先天之精是腎臟本髒之精，是生育繁殖最基本的物質，和人的生殖、生長、發育有著密切的聯繫。而腎精的生成、儲藏和排泄，均由腎主管。

清代醫家沈金鰲在《雜病源流犀燭》中記載：「有因飲酒厚味太過……一有脾胃濕熱，氣不化清，而分注膀胱者，亦混濁稠厚，陰火一動而精隨而出。」

意思是指過量食用肥甘厚味食物，會使濕熱蘊藉脾胃，並下注擾腎，腎不固精，所以就會遺精。

## ◎蓮子芡實茶健脾除濕，固精止遺

對於濕熱下注所致的遺精，治療上以祛除濕熱、固精止遺為主。遺精者可

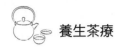 

在醫生的指導下正確用藥，居家調養推薦蓮子芡實茶。

---

### 蓮子芡實茶

**成分：**
蓮子 30 克，芡實 20 克，茯苓 10 克。

**用法：**
水煎取汁，代茶飲用，每日 1 劑，分數次服完。

**功效：**
補腎益精，固精止遺，健脾利濕，適用於濕熱遺精、腎虛或脾腎兩虛所致的夢遺等症。

---

蓮子芡實茶由蓮子、芡實、茯苓組成，都是很常見的藥食同源之品，安全，沒有副作用。

蓮子是很多人煮粥、燉湯常用到的食品，但其實大家對它的認識還是不夠的。蓮子有補元氣、清熱、補腎固精的功效，常用於夢遺、滑精的調理。現代藥理學研究還發現，蓮子中的蓮子堿可以抑制性欲，故而遺精的人常吃蓮子，可改善遺精現象。

芡實具有補中益氣、滋養強壯的作用，與蓮子相比，它更擅長鎮定收斂，對脾腎兩虛所致的慢性泄瀉、小便頻多、遺尿、夢遺、滑精等有很好的療效。

這款茶裡，茯苓的用量相對少一些，主要取其健脾利濕的功用，以祛除脾胃濕熱，使脾腎和諧，陰陽協調。

# 陽痿難言，用三寶茶健脾補腎

陽痿是很多男性難以啟齒的隱疾，引起陽痿的原因有很多，如生殖器官病變、縱欲過度、精神壓力過大等。一般來說，如果 50 歲以上的男性發生陽痿，多半是因為生理性的退行性變化而導致的，不屬於疾病。

## ◎命門與腎通，命門火衰可致陽痿

從中醫來看，陽痿多與房事勞損、肝腎不足、命門火衰有關。其中以命門火衰最為常見，正如《景岳全書》中記載：「凡男子陽痿不起，多由命門火衰，精氣虛冷。」

那麼，什麼是命門火衰呢？所謂「命」是指生命，「門」是根本之意，「命門」就是維持人體生命活動的根本。中醫裡強調「腎為先天之本」，腎陽是一切生命活動的基礎。《難經》中記載：「腎兩者，非皆腎也，其左者為腎，右者為命門。」命門是腎的生理功能之一，腎藏元陽之氣即是命門火，命門火衰則指腎陽虛衰。

《難經》中說：「命門者……男子以藏精，女子以系胞，其氣與腎通。」命門火有促進人體生長、發育和繁殖後代的根本動力，命門火亢，可出現陽強易舉、性欲亢進；命門火衰，則可出現陽痿、早洩等生殖機能衰退等症。

## ◎三寶茶補腎壯陽效果好

對於命門火衰所致的陽痿，重在補腎壯陽，使命門之火旺而不亢。居家調養，可選用三寶茶。三寶茶所使用的材料都是藥食同源之物，安全、沒有副作

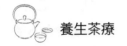 

用，而且調養效果顯著。

三寶指的是栗子、核桃、芡實。栗子素有「乾果之王」的美譽，最能補益脾腎，《名醫別錄》中記載它能「主益氣，厚腸胃，補腎氣」，《千金方》中則說「栗，腎之果，腎病宜食之」，腎陽虛所致的腰膝酸軟、小便頻多、陽痿早泄等症都可食用。

核桃不僅能健腦益智，而且還是補腎養腎的佳品，許多古代醫藥典籍都記載它能補氣養血、益命門、利三焦、補腎固精。《本草從新》中記載，核桃能「治痿，強陰」。

芡實具有益腎固精、補中益氣的功效，對腎陽虛所致的陽痿、尿頻，腎陰虛所致的遺精，以及脾虛所致的腹瀉等都有療效。

## ☕ 三寶茶

**成分：**

栗子 10 顆，核桃 2~3 個，芡實 20 克。

**用法：**

芡實加適量水煎取藥汁；栗子、核桃去掉外殼，研成末。將栗子核桃末放入茶杯中，沖入煮沸的芡實藥汁，加蓋悶泡 20 分鐘左右即可。代茶飲用，每日 1 劑，分數次服用。

**功效：**

健脾補腎，固腎澀精。適用於陽痿、腰膝酸軟、尿頻、腹瀉等症。

治療陽痿還有一味很好的中藥——仙茅，仙茅是治療男女腎陽不足、命門火衰的常用藥。仙茅原產于西域，唐代的時候，婆羅門僧將其獻給唐玄宗，所

以又稱為「婆羅門參」，當時認為它是一種非常神奇的仙藥，並加以保密。

---

### ☕ 仙茅紅茶

**成分：**

仙茅 5 克，紅茶 3 克。

**用法：**

用 200 毫升開水沖泡後飲用，沖飲至味淡。

**功效：**

溫腎陽，壯筋骨，適用於男子陽痿精冷，小便失禁，心腹冷痛，腰腿寒痹疼痛，女子陰冷、性欲低下等。

---

仙茅除了能溫腎壯陽治陽痿，還可以用於腎陽虛所致的寒濕腰痛及寒濕型風濕、類風濕性關節炎。用仙茅燉肉常食，也是很好的調理方。

---

養生小常識 ◀

#### 壯陽藥不能亂吃

有的男性發現自己出現了性功能障礙，或性能力有所減退，會想到吃壯陽藥，其實亂吃壯陽藥反而會影響健康。

壯陽藥多為溫熱燥性，長期服用容易發生口乾舌燥、口渴多飲、口舌生瘡、眼紅牙痛、失眠多夢、鼻出血等症狀。另外，一些壯陽藥含有雄性激素，服用後雖能取效一時，但久服容易形成藥物依賴，還有損害肝臟。

第八章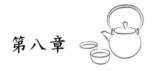

# 慢性病要養，常喝茶就有效

　　中醫治療慢性病非常注重調養，治病的同時，配合飲用一些具有輔助治療作用的茶飲，對疾病的康復是很有幫助的。

　　喝茶本身也是一種養生養心方式，平和的心境對緩解和治療疾病也是大有益處的。

# 血壓高眩暈，每天一杯杞決雙花茶

高血壓本多發於中老年人，但近年來，由於精神壓力過大、飲食不節等因素，高血壓族群呈年輕化趨勢。

中醫裡並沒有高血壓這一疾病，從症狀表現來看，大致相當於眩暈頭痛等範疇，認為多是因肝陽上亢引起的。

「肝陽上亢」這個詞中醫裡經常會講到，很多人似乎聽起來也很耳熟，但到底是什麼恐怕也說不明白。這裡簡單說一下：肝臟是儲藏血液的，血屬陰，而肝主升發，其功能活動屬陽。肝陽、肝陰兩者保持相對平衡的協調穩定狀態，從而維持肝的正常生理功能。如果情志不舒，肝氣鬱結，肝鬱化火傷陰，或者熱病耗損肝陰等，都可導致肝陰不足，肝陽相對偏盛，浮動上亢，出現眩暈、頭目脹痛、面紅目赤等肝陽上亢症。

## ◎肝陽上亢型高血壓的特點

肝陽上亢型高血壓常表現為：頭暈頭痛、心煩易怒、睡眠不安穩、心神不寧，或者頭重、四肢麻木、口苦口乾、舌頭微紅等，常伴有面色潮紅、目赤腫痛等症。

## ◎杞決雙花茶，滋補肝腎降血壓

由於高血壓早期沒有明顯症狀，因而常被遺漏，當檢查出來時病情已經向深度發展，建議大家每年定期體檢，發現血壓異常時要及時調理。

對於肝陽上亢引起的高血壓，調養應注意養肝陰、平肝火。這裡給大家推

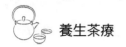 

薦一款平肝降壓的茶飲——杞決雙花茶。

## 杞決雙花茶

**成分：**

枸杞子 10 粒，決明子 10 克，菊花 3 克，槐花 3 克。

**用法：**

以上原料裝入茶包，放入杯中，加開水沖泡。代茶飲，每日 1 劑。

**功效：**

補益肝腎、平肝降壓，對高血壓屬陰虛陽亢者有調理之效。

**禁忌：**

胃寒的人不宜多飲常飲。

在古代醫書裡，枸杞子被列為滋補的上品，其中不乏服用枸杞子可以延年益壽的記錄。中醫認為，枸杞子味甘，性平，入肝、腎經，具有滋補肝腎、明目的功效，常用于肝腎陰虛所致的腰膝酸軟、頭暈目眩、消渴遺精等症。

決明子性微寒，味苦，入肝經，具有清肝明目、潤腸通便、降壓降脂的功效，中醫裡常用決明子治療肝陽上亢型高血壓且伴有大便秘結、頭痛眩暈、煩躁易怒、目赤澀痛等症。

菊花是清肝明目的佳品，經常用菊花泡茶喝，可清肝火、養肝陰，有助於平衡肝陰、肝陽。

槐花性微寒，味苦，入肝、大腸經，具有涼血止血、清肝瀉火的功效，肝陽上亢者多有肝熱，用槐花泡茶飲用，可清肝火。

# 血壓高頭痛胸悶，用山楂丹參茶活血化瘀

高血壓的發生不僅與肝、腎有關，瘀血阻滯也可導致高血壓。正常人在一定血壓下可以保持血管通暢，但若瘀血阻滯，使血管不通暢，在原來的壓力狀態下，心、腦、腎等各個臟器的血流量不夠用，人體就要啟動調節系統，增大血管壓力，才能達到原來的血流量。這就好比汽車上坡需要踩油門加大馬力，才能上得去。

## ◎瘀血阻滯型高血壓的特點

瘀血內阻型高血壓除了血壓升高外，因身體有瘀血，故常有頭部刺痛、疼痛部位固定的特點，還常伴有胸悶、心悸、手腳麻木等症，夜間因為喝水少，血的濃度增加，血流減慢，血壓會比白天高。

## ◎山楂丹參茶，活血化瘀降血壓

對於瘀血阻滯引起的高血壓，治療的原則就是疏通，清理血管中的瘀血。只有解決掉阻力，血管通暢，血壓才能維持平穩正常。祛除瘀血阻滯，可以用具有活血化瘀作用的山楂丹參茶。

山楂丹參茶只有兩味藥——山楂、丹參。山楂不僅能開胃消食、化滯消積，還有活血化瘀、降壓去脂等功效。瘀血阻滯型高血壓者每天用山楂泡茶，或者吃山楂鮮果，可促進消化，改善便秘，還有助於活血化瘀，使血流通暢，從而起到降壓的作用。

丹參具有祛瘀止痛、活血通經、清心除煩等作用，中醫裡常用來治療瘀血

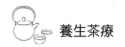 

阻滯型高血壓，症見頭痛眩暈、胸悶麻木等，尤其適合高血壓伴有心、腦及其他血管併發症者。

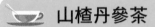

### 山楂丹參茶

**成分：**

山楂、丹參各 15 克。

**用法：**

水煎取汁，代茶飲用，每日 1 劑，分數次服用。

**功效：**

活血通經，祛瘀降壓，健脾胃，降低血脂。

## ◎如何防止飯後高血壓發病

有的高血壓患者進餐後可能會出現頭暈、心慌、乏力、出冷汗等症狀，甚至可能會誘發腦血栓、心絞痛、心肌梗死等「進餐反應」。可通過下列措施防止「進餐反應」：

1. 少食多餐，進食速度宜慢，食物溫度宜適中。

2. 進餐時如果覺得勞累，應稍休息再進餐。

3. 進餐後最好休息 10~20 分鐘，再從事其他活動。

一旦發生暈厥，家人應立即讓其平臥，頭部稍低且偏向一側（以防嘔吐物嗆入氣管內），並及時送醫。

每天早上起床後，喝一杯溫開水，不僅可以沖洗腸胃，還可以促進新陳代謝，降低血液黏稠度，對降低血壓有益。另外，睡前喝一點溫熱的開水，不僅可以補充人體水量的不足，還可以緩解夜間的血液過於黏稠，避免血栓的形成。

# 糖尿病肥胖，多飲扁鵲三豆飲

糖尿病是一種富貴病，之所以說它是富貴病，還得從吃說起。以前，生活水平相對較低的時候，沒錢的人主要吃青菜，逢年過節才能開開葷、打打牙祭，有錢人就不一樣了，肥甘厚味天天吃，吃多了就可導致脾胃積熱，出現「脾癉」「消渴」等證。「脾癉」「消渴」即類似於我們現在所說的糖尿病。

現在，生活水準越來越好，營養過剩、飲食不節的問題層出不窮，糖尿病的族群也呈年輕化的趨勢。所以，建議大家從現在開始，合理規劃飲食營養和生活起居，預防糖尿病的發生。

## ◎糖尿病的症狀

患糖尿的時間越長，合併腎臟、肝臟、心臟等損害的機率就越高。所以，糖尿病要做到早發現早治療。

糖尿病最主要的特點就是「三多一少」，即多尿、多飲、多食和體重減輕，還可伴有疲乏、倦怠以及各種併發症。在早期的時候，糖尿病的症狀並不明顯，但生活中的一些細節都不要放過，比如吃得很多，但體重不見長；連續一段時間經常口渴多飲，而且尿頻，等等。

## ◎脾腎陽虛與糖尿病

中醫認為，腎主水，腎在調節體內水液平衡方面起著極為重要的作用，體內水液的瀦留、分佈與排泄都離不開腎。而脾屬土，土可制水，脾對水液的運送、津液的化生同樣起到制約作用。

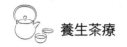

　　如果腎陽不足、腎功能失調，可造成水濕氾濫的水腫。脾惡濕，身體裡水濕過重，脾不僅不能運化水濕，反而會被水濕所害，出現肥胖、食欲不振、胃脹、噁心、嘔吐、下痢或便秘等症。而且濕困脾胃，會影響到脾胃的消化能力，脾虛運化失職，該升的不升，該降的不降，精微之氣不能生化，則人的體力就會進一步下降。

　　因此，脾腎陽虛型糖尿病患者日常調理應健脾祛濕、補腎益陰，以增強體質，提高身體免疫力。

## ◎扁鵲三豆飲健脾腎、消水腫

　　鵲三豆飲是中醫理論的鼻祖扁鵲創制的著名藥方，具有補腎健脾、清熱利濕的功效，非常適合脾腎陽虛型糖尿病人作為日常調理使用。

### ☕ 扁鵲三豆飲

**成分：**
綠豆、紅豆、黑豆各 50 克。

**用法：**
將綠豆、紅豆、黑豆一起放入鍋中，加入適量水，煮到爛熟，去渣取汁，代茶飲用，不拘時飲。

**功效：**
利濕消腫，健脾胃，補腎。

　　扁鵲三豆飲原方中有一味甘草，「甘能令人滿」，對於糖尿病人並不適合，所以這裡把它去掉了，這樣更適合糖尿病調養飲用。

# 糖尿病便秘口臭，石知連地首烏茶可緩解

糖尿病相當於中醫裡說的「消渴」。消渴又分為上消、中消、下消，上消是以口渴為主，中消是以胃火亢盛為主，下消是以腎虛為主要表現。

糖尿病在初期階段大多表現為上消或中消，即脾胃熱盛，也就是現代人們常說的「三多一少」症狀，所謂「三多一少」症狀，就是多食、多飲、多尿而體重減少。這種可歸於肺胃燥熱型。因為胃熱，所以腸中也免不了會積熱，因而這類糖尿病人也常有大便乾燥、便秘難解的症狀。而便秘反過來又會加重口腔病症，導致口腔潰瘍等問題。

## ◎石知連地首烏茶清除肺熱

對於肺胃燥熱型糖尿病，調養的關鍵在於清胃火、潤肺津，可選用石知連地首烏茶。這款茶由綠茶、石膏、知母、黃連、生地黃、生首烏組成。每一味藥物都發揮著各自的功效。

綠茶大家都很熟悉，它性涼，具有清熱祛火的作用。胃腸火旺的人每天一杯綠茶，可有效改善口臭、口乾、口渴、口瘡等上火問題。

石膏性大寒，具有清熱瀉火、除煩止渴等功效。肺胃燥熱型糖尿病人可將石膏研成粉末，每次取少量用來泡茶或煮粥，能調理肺胃，祛除火氣。石膏大寒，所以每次不要超過 15 克。

知母屬於清熱下火藥，行苦寒，可滋陰降火、潤燥滑腸、通利二便，中醫裡常用它來治療溫熱病、高熱煩渴、咳嗽氣喘、便秘、虛煩不眠、消渴等症。

黃連有清熱燥濕、瀉火解毒的功效，其味入口極苦，故而民間有「啞巴吃

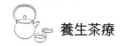

養生茶療

黃連，有苦說不出」之說。

生地黃為清熱涼血藥，具有養陰生津、清熱涼血的功效。

生首烏具有補益肝腎、益精血、壯筋骨等功效。肺、胃的正常功能都需要腎氣的推動和溫煦，故而清除肺胃熱氣，也要兼顧其他臟腑，這樣才能五臟和諧，諸病不生。

## ☕ 石知連地首烏茶

**成分：**

綠茶 6 克，石膏 30 克，知母 10 克，黃連 6 克，生地黃 10 克，制首烏 10 克。

**用法：**

將石膏打碎用 600 毫升水煮開 20 分鐘，再加入知母、黃連、生地黃、制首烏同煮 15 分鐘，取沸湯沖泡綠茶即可。每日 1 劑，隨時涼飲。

**功效：**

清胃火、養肺陰，適於肺胃燥熱津傷型消渴，證見形體消瘦、舌紅苔黃等。

# 糖尿病失眠盜汗，就喝女貞子茶

糖尿病不僅血糖高，尿糖也高，容易造成排尿量增多，久而久之體內水分流失，會出現口乾、皮膚乾燥、形體消瘦等症狀。久之，糖尿病由初期的肺胃熱盛，使機體不斷地消耗而逐漸由實轉虛，就形成了肝腎陰虛。表現為頭暈目眩、失眠多夢、耳鳴、口乾咽燥、腰膝酸軟、自汗、盜汗等症狀。

肝腎陰虛型糖尿病，可用女貞子進行調理。

## ☕ 女貞子茶

**成分：**
女貞子、蘆根各 15 克，葛根、決明子各 10 克。

**用法：**
將女貞子、葛根、蘆根、決明子放入砂鍋中，加入適量水煎煮 30 分鐘，去渣取汁。每日 1 劑，代茶飲用。

**功效：**
益肝腎、清虛熱、強身體。

女貞子是益肝腎、清虛熱、明目的佳品，對肝腎陰虛所致的頭暈目眩、腰膝酸軟、頭髮早白、陰虛發熱、消渴等症都有效果。

葛根具有解肌退熱、透疹、生津止渴等功效。糖尿病久病傷津，葛根可幫助改善津液不足之證。蘆根清熱生津，常用於熱病煩渴、胃熱嘔吐等熱病，與葛根配伍，養陰生津效果更強。決明子有潤腸通便、降脂明目等功效，對改善糖尿病人便秘有一定的作用。

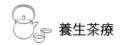

# 荷葉烏龍茶，血脂高的人要常喝

高脂血症指血液中脂類物質的濃度超過正常範圍，是引起動脈硬化、高血壓、冠心病、心肌梗死等嚴重病變的禍源，對人體危害很大。

中醫裡沒有高脂血症一說，從中醫來看，所謂高脂血症，不過是痰濕瘀血滯於中焦，氣機不暢，故出現易於疲乏，易於頭暈，易於出現頭部耳鼻眼竅等病證，其本質還在於陽氣不化，邪因而生，所以還得從正虛入手。當然這個正虛是很概括的，不同證型，方法也會不一樣，對於家庭日常調理來說，可以從痰、瘀、濕幾方面入手。

對於血脂高的人來說，經常喝茶是個不錯的方法。因為茶葉中的茶多酚和維生素 C 有活血化瘀、降低血脂、防止血栓形成的作用。

## ◎荷葉烏龍茶降血脂還能減肥

烏龍茶裡含有豐富的降低膽固醇、三酸甘油酯和提升高密度脂蛋白膽固醇的成分，可以有效降低血脂的升高，對預防高脂血症有很好的效果，而且還有潤燥、養胃、去火等功效，有利於緩解高脂血症患者常出現的便秘症狀。

荷葉有清熱解暑、升發清陽、涼血止血的作用，多用於暑熱煩渴、暑濕泄瀉、脾虛泄瀉、血熱吐衄（音ㄋㄩˋ）、便血崩漏等症。實踐證明，荷葉對於降血壓、清血脂也有明顯的效果，這主要得益於其所含的荷葉鹼，因為這種物質可擴張血管。另外荷葉也是減肥的良藥。

## 荷葉烏龍茶

**成分**：乾荷葉 5 克，烏龍茶 5 克。

**用法**：將荷葉撕成小片，和烏龍茶一同用細紗布包起來，開水沖泡即可飲用。

**功效**：減脂降壓，適用於肥胖、血脂高者。胃病患者可適當多加水使茶湯變淡。

## ◎山楂活血袪瘀可降血脂

高脂血症形成的一個重要因素是瘀，所以清脂的同時也要注意活血袪瘀。我們平時常見的山楂其實就是很好的袪瘀活血藥。每天泡茶飲用，對預防高脂血症和降血脂都是很有幫助的。

## 山楂陳皮茶

**成分**：乾山楂 5 片，陳皮、紅茶各 5 克。

**用法**：將材料放入杯中，開水沖泡片刻即可飲用。

**功效**：消食，降脂，活血。每天晚飯後飲用效果更好。

## 菊花山楂茶

**成分**：乾山楂 5 片，菊花 5 朵，綠茶 3克。

**用法**：以上原料放入杯中，開水沖泡片刻，代茶飲用。

**功效**：健脾消食，清熱降脂，用於冠心病、高血壓等症。

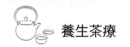

# 常喝苦丁茶，脂肪肝能逆轉

　　暴食、喝酒、不愛運動、飲食不規律，由於長期不良生活習慣，現在患脂肪肝的人越來越多，且胖人尤為多見。

　　中醫學並無脂肪肝的病名，認為脂肪肝屬於積證，多與過食肥甘厚味、飲酒過度、久臥久坐、體豐痰盈、感受濕熱毒邪、情志失調、久病體虛等有關。正如《黃帝內經》中所說：「肝之積，曰肥氣」，所以也稱之為「肥氣病」。具體地說，就是肥脂之氣過多地蓄積於肝臟，導致肝臟功能失調，疏泄不利的一系列病症。

　　脂肪肝其實並非大病，發病初期若能及時診治，一般都可控制並逆轉。但若遷延不治，積久則會變生大病，需引起足夠重視。

　　因為脂肪肝是不良生活習慣導致的，所以想要逆轉，還得從調整生活習慣入手。

　　對於日常防治脂肪肝，苦丁茶是很好的選擇。苦丁茶能清熱解毒、軟化血管、降低脂肪，最適合血壓偏高、體形發胖、體質燥熱的人飲用。

　　一般而言，苦丁茶當藥用時的濃度為當茶用時的 2~3 倍，飲用的方法是：一天中分上午，下午和晚上各泡 2~3 支，一直喝到無味時嚼食茶芽。

　　對於患有高血壓、高脂血症、高血糖等疾病的患者來說，通過飲用苦丁茶將血壓、血脂、血糖降下來之後，可適當降低飲用濃度，但不要完全停止，可以代茶常飲，以免病情反復。

　　很多人不習慣苦丁茶的苦味，可在苦丁茶裡加入一些菊花。菊花氣味芳香，味道清爽，有助於中和苦丁茶的一部分苦味。而且菊花具有清肝明目的功

效，對於逆轉脂肪肝也是很有效果的。

---

### ☕ 苦丁茶

**成分：**

苦丁茶、菊花各適量。

**用法：**

將苦丁茶、菊花放入茶杯中，沖入適量沸水，加蓋悶泡
5~10 分鐘即可。代茶飲用，不拘時飲。

**功效：**

養肝，降脂，降壓，減肥。

---

苦丁茶除了能減脂降壓，還有很好的清火作用，經常上火長痘、長口瘡、
口臭的人也可以常喝。

由於苦丁茶性寒，所以即使有上述諸般好處，也不是人人都能喝的，尤其
是風寒感冒者、虛寒體質者、慢性胃腸炎患者，以及經期女性都不宜喝。


## 老年人便下無力，洋參麻蘇茶解除痛苦

說到便秘，歷史書中就有一個例子，是講趙國大將廉頗的。

廉頗年老了，趙王想看看廉頗還能不能勝任將軍的職位，於是派
使者去看望他。廉頗為了表示自己老當益壯，就當著使者的面吃了一
斗米、十斤肉。但是，使者回去卻向趙王報告說：「廉將軍雖老，尚

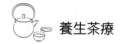 

善飯，然與臣坐，頃之三遺矢矣。」這句話的意思是，廉頗將軍雖然老了，但飯量還可以，可一會兒的工夫就去了三次廁所。

廉頗吃完飯一會兒就去了三次廁所，使者得到的資訊是廉頗老了，實際上這裡面反映的是廉頗臟腑功能的衰退。隨著年齡的增大，很多老年人都面臨著這個問題。臟腑功能衰退，腸胃蠕動的能力下降，便秘就成為常事兒了。老年人便秘，以虛證居多，氣血兩虛最為常見。廉頗總上廁所，恐怕多半就是虛秘在作怪。

## ◎氣血虛是老年人便秘的主要原因

人越來越老，臟腑功能也跟著走下坡路，生成氣血、運行氣血的器官變得越來越乏力，氣血也就會慢慢減少，所以老年人多有氣血虛的情況。

氣有推動的作用，氣虛則推動腸胃運動的動力不夠；血有濡養的作用，血虛則腸道津液不足，大腸失去濡潤，從而形成便秘。再加上隨著年齡的增長，老年人一般久坐，運動量少，這無異於雪上加霜，使腸胃更懶得動，繼而加重便秘症狀。

## ◎洋參麻蘇茶益氣潤腸，虛性便秘不再煩

氣血虛便秘的人，大便一般都是軟的，一點兒都不硬，但就是排不下來。這就需要益氣潤腸了，通過補氣讓腸蠕動的能力增強，潤滑腸道使大便容易排出來。經常飲用洋參麻蘇茶，就能起到很好的益氣潤腸作用。

## 🍵 洋參麻蘇茶

> **成分**：西洋參 80 克，火麻仁 100 克，炒蘇子 80 克。
>
> **用法**：將西洋參、火麻仁、炒蘇子一起研成細粉，每次取
> 　　　　3 克，用溫水沖泡，代茶飲用。每天 2 次，下午 3~4
> 　　　　點及晚睡前各 1 次。
>
> **功效**：益氣補血，潤腸通便。

西洋參有補氣養陰、清熱生津的功效。西洋參可以用來泡茶，也可以用來燉湯、煮粥，經常吃可改善聲音低下、心慌氣短、頭暈、身體無力等氣虛症狀。

火麻仁具有潤腸通便的功效，常用於血虛津虧、腸燥便秘。但要注意的是，火麻仁是輕瀉劑，如果單獨用來泡茶，每次不要超過 15 克。

炒蘇子常用來降氣化痰、治療咳喘，這裡用它，是因為「肺與大腸相表裡」，就是說肺與大腸在生理和病理上密切相關，因此蘇子也有降氣、促進大腸蠕動的作用。

## ◎經常摩腹，增強腸胃動力

調理老年人便秘，應該增加腸胃的動力，經常按摩腹部有助於腸胃蠕動。方法為：每天起床後和睡覺前，躺在床上，兩手重疊放在腹部，先順時針揉 32 圈，再逆時針揉 32 圈。

在摩腹的時候，一定要心無旁鶩，專心做這件事。只有心神合一，身體的氣機、血流才會受到意識的影響集中到這個位置，使局部血流和腸蠕動得到改善。

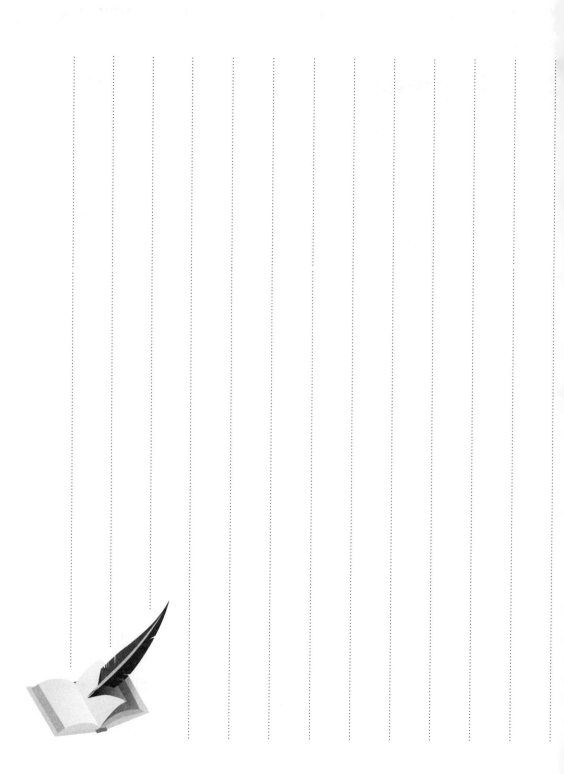

Note

國家圖書館出版品預行編目資料

養生茶療：中醫大師教你喝出平衡體質,防病祛病
又養生 / 路志正著. -- 初版. -- 新北市：世
茂, 2018.06
面； 公分. -- (生活健康；B438)
ISBN 978-957-8799-27-1(平裝)

1.食療 2.茶食譜

413.98                              107007125

生活健康B438

# 養生茶療：中醫大師教你喝出平衡體質，防病祛病又養生

作　　者／路志正
主　　編／簡玉芬
責任編輯／陳文君
封面設計／辰皓國際出版製作有限公司
出 版 者／世茂出版有限公司
地　　址／(231)新北市新店區民生路19號5樓
電　　話／(02)2218-3277
傳　　真／(02)2218-3239（訂書專線）、(02)2218-7539
劃撥帳號／19816716
戶　　名／世茂出版有限公司
　　　　　單次郵購總金額未滿500元（含），請加60元掛號費
世茂官網／www.coolbooks.com.tw
排版製版／辰皓國際出版製作有限公司
印　　刷／祥新印刷股份有限公司
初版一刷／2018年6月
　　二刷／2020年12月

ＩＳＢＮ／978-957-8799-27-1
定　　價／350元

本作品中文繁體版通過成都天鳶文化傳播有限公司代理，經北京文通天下圖書有限
公司授予世茂出版有限公司獨家發行，非經書面同意，不得以任何形式，任意重製
轉載。

Printed in Taiwan